무릎 좀 펴고 삽시다

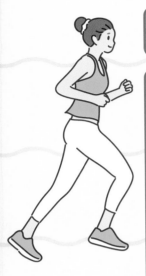

통증 없는 개운한 아침을 만드는 **1분 체조**

무릎 좀 펴고 삽시다

구로사와 히사시 외 3인 지음 | 김은혜 옮김

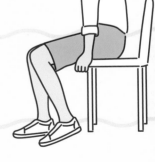

포레스트북스

무릎 통증, 움직이지 않을수록 악화됩니다

이 책을 펼친 분들이라면 무릎 통증이 좀처럼 낫지 않아 걷는 데 불편하거나 무릎 통증이나 부종으로 고민하고 계실 겁니다.

무릎 통증을 호소하는 환자가 병원에 가면 주로 "가능한 한 안정을 취하세요"라는 말을 듣게 됩니다. 초기에 강한 통증이 있을 때는 일시적으로 안정을 취해야 합니다. 그러나 안정만 취하다 보면 무릎 관절을 지탱하는 뼈와 연골, 근육, 인대가 약해져 무릎 통증이 만성화됩니다. 이렇듯 '아파서 움직이지 않는다' → '다리와 허리가 약해진다' → '연골 마모가 진행된다' → '통증이 만성화된다'라는 악순환에 빠집니다.

저는 무릎 통증 환자에게 "안정을 취하세요"라고 말해본 적이 없습니다. 그 대신 "아프지 않은 범위에서 무릎을 움직이세요", "아프지 않은 선에서 최대한 걸으세요"라고 말합니다.

물론 아픈 무릎을 움직이기 위해서는 다양한 노력이 필요합니다. 그중 하나가 '운동 치료'입니다.

이 책에서는 퇴행성 무릎 관절염이나 무릎 통증의 운동 치료에 정통하며 선견지명이 있는 의사들이 1분이면 할 수 있는 체조를 소개합니다. 누구나 쉽게 기억하고 따라 할 수 있는 운동 방법과 주의할 점, 운동 효과를 자세하면서도 이해하기 쉽게 설명합니다. 실제 의료 현장에서 치료에 많은 도움이 되며 세계적으로도 효과를 증명한 치료 방법입니다.

눕거나 앉아서 바로 따라 할 수 있는 체조들이니, 자신만의 생활 습관으로 만들기 쉬운 체조를 발견했다면 꾸준히 실천하길 바랍니다. 1분 체조는 언제든지 몇 번이고 하고 싶을 때 할 수 있는 좋은 무릎 치료법입니다. 부작용이 없기 때문에 병원 치료를 훌쩍 뛰어넘는 효과를 기대할 수 있습니다.

이 책에서 소개하는 1분 체조를 통해 운동 치료야말로 무릎을 근본적으로 치료하는 최고의 방법이라는 것을 깨닫게 되시길 바랍니다.

준텐도대학 의학부 정형외과학 특임교수
구로사와 히사시

차례

무릎을 지탱하는 근육 강화 1분 체조

● 구로사와 히사시

허벅지 알통을 만드는 1분 체조

● 이케우치 마사히코

제4장 오래 걷는 무릎을 만드는 1분 체조
● 구로사와 히사시

제5장 무릎을 자유롭게 움직이게 하는 1분 체조
● 구로사와 히사시

제10장 무릎 통증을 없애는 최신 치료법

● 와타나베 아쓰야

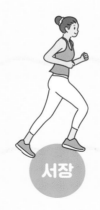

서장

무릎 통증,
도대체 원인이 무엇일까?

● 구로사와 히사시 ●

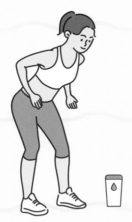

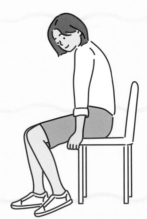

무릎 통증의 원인 90%는 '퇴행성 무릎 관절염'

———●———

최근 들어 무릎에 통증을 호소하는 환자가 급증하고 있습니다. 2005년 도쿄대 의학부 연구팀이 실시한 역학조사에 따르면 일본의 중장년층 무릎 통증 환자 수는 약 2400만 명이었습니다. 환자 수가 꾸준히 증가해 현재는 예비군을 포함해 약 3000만 명이 넘을 것으로 추정하고 있습니다.

무릎 통증을 호소하는 환자의 90퍼센트 이상은 퇴행성 무릎 관절염이 원인인 것으로 알려져 있습니다. 퇴행성 무릎 관절염은 오랫동안 무릎에 하중이 실리면서 연골이 닳아, 염증이 생기고 관절이 변형되는 질병이죠. 일을 하거나 운동할 때뿐만 아니라 일상적인 움직임에서도 무릎에는 큰 하중이 실립니다. 특히 걸을 때는 몸무게의 다섯 배 이상의 하중이 가해지는데 이러한 부담이 계속되면 관절염이 생깁니다.

무릎 관절은 넙다리뼈와 정강뼈의 관절면이 접하는 부분으로 그 사이에

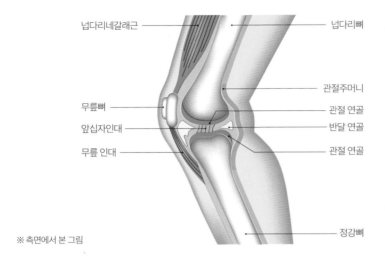

넙다리네갈래근

넙다리뼈

무릎뼈

앞십자인대

무릎 인대

관절주머니

관절 연골

반달 연골

관절 연골

정강뼈

※ 측면에서 본 그림

는 쿠션 역할을 담당하는 관절 연골과 반달 연골이라 불리는 연골 조직이 있습니다. 관절 연골과 반달 연골은 세월이 흐를수록 조금씩 닳는데, 깎인 연골 조각이 관절주머니 안쪽의 윤활막을 자극합니다. 윤활막이 자극되면 우리 몸은 연골 조각을 외부의 적으로 인식해 면역 반응을 일으킵니다. 그 결과 윤활막 세포에서 '염증성 사이토카인'이라 불리는 생리 활성 물질(생체 기능을 조절하는 물질)의 일종이 분비됩니다. 원래 염증성 사이토카인은 세균이나 바이러스가 체내에 침입했을 때 외부의 적을 공격해 우리 몸을 보호하는 중요한 역할을 하는 물질이지만, 연골 조각을 외부의 적으로 인식해 염증을 일으키기 때문에 통증이 생깁니다.

그렇다면 왜 무릎 통증을 호소하는 환자가 부쩍 증가했을까요?

첫 번째 이유는 사회의 고령화가 본격적으로 진행되고 있기 때문입니다. 2019년 일본의 총인구수는 전년도보다 약 26만 명 감소했으나, 65세 이상 고령자는 32만 명이나 증가한 3588만 명으로 역대 최고를 기록했습니다. 일본인의 평균 수명 또한 남성 81.25세, 여성 87.32세(2019년)로 해마다 늘어나 고령 인구는 앞으로도 꾸준히 증가할 것으로 전망합니다.

퇴행성 무릎 관절염은 고령일수록 발병하기 쉽고, 일본에서는 60세 이상 인구의 약 60퍼센트가 퇴행성 무릎 관절염이라는 조사 결과도 있습니다. 고령 인구가 계속해서 증가할 것으로 예측되는 만큼 퇴행성 무릎 관절염 환자 수도 앞으로 꾸준히 증가할 것으로 예상됩니다.

두 번째 이유는 운동 부족입니다. 현대 사회는 자동차나 지하철 등 교통 수단이 발달했고, 엘리베이터나 에스컬레이터 같은 편리한 이동 시설까지

> **퇴행성 무릎 관절염**

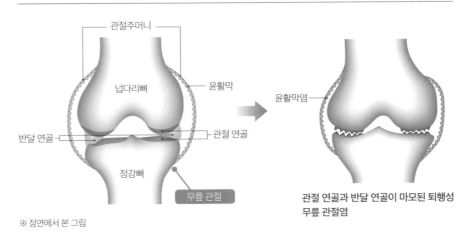

관절주머니
넙다리뼈
윤활막
반달 연골
관절 연골
정강뼈
무릎 관절
※ 정면에서 본 그림

윤활막염
관절 연골과 반달 연골이 마모된 퇴행성 무릎 관절염

보급되었습니다. 그 결과 걷거나 계단을 오르내릴 기회가 줄어들면서 최소한으로 움직이는 생활을 하게 되었죠. 또한 나이가 들수록 집에만 머물러 운동량은 더욱 부족해집니다.

무릎 관절을 지탱하는 뼈와 연골, 근육이나 인대(뼈와 뼈를 잇는 견고한 섬유 조직)는 매일 몸을 움직여 적절한 자극을 주지 않으면 조금씩 약해집니다. 현대인은 일부러 시간을 내 운동하고, 근육과 인대에 적절한 자극을 줘 무릎 관절을 건강하게 유지하는 것이 매우 중요합니다.

세 번째 이유는 비만입니다. 운동 부족은 비만을 초래합니다. 체중이 증가하면 서거나 걷기만 해도 관절에 큰 부담을 줘 관절 연골이나 반달 연골이 쉽게 손상됩니다. 무릎 통증을 예방하기 위해 평소 적절한 운동으로 표준 체중을 유지하는 것이 중요합니다.

당신을 괴롭히는 무릎 통증은
초기? 아니면 말기?

퇴행성 무릎 관절염은 어느 날 갑자기 발병하지 않습니다. 일상생활 속에서 아주 조금씩 오랜 세월에 걸쳐 관절 연골과 반달 연골이 마모되면서 천천히 진행되죠. 증상의 진행은 사람에 따라 다르지만 대부분 수년에서 수십 년에 걸쳐 '초기(경증) → 중기(중등증) → 말기(중증)' 순서로 변화하고 진행됩니다.

　퇴행성 무릎 관절염의 초기에는 환자 본인이 느낄 만한 증상은 없습니다. 그러나 관절염이 조금씩 진행되고, 엑스레이^{X-ray} 검사에서 연골의 마모가 확인될 정도가 되면 서서히 무릎에 통증이 나타나지요. 일어서거나 걷기 시작할 때 무릎이 뻣뻣하거나 묵직한 통증이 느껴지는데 서 있거나 걷다 보면 통증이 사라지는 경우가 많습니다. 이 단계에서는 연골의 마모가 적고 무릎 관절도 크게 변형되지 않습니다.

> **퇴행성 무릎 관절염의 진행 상태와 증상**

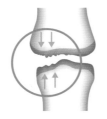 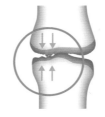 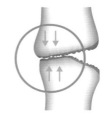

초기	중기	말기
연골의 마모가 적고, 무릎 관절도 크게 변형되지 않는다. **증상** 무릎이 뻣뻣하거나 묵직한 느낌이 들고 가끔 강한 통증을 느낀다. 실제로 초기에 강한 통증을 느끼기 쉽다.	연골의 마모가 진행되어 무릎 관절이 크게 변형되기 시작한다. **증상** 무릎을 굽혔다가 펴거나 계단을 오르내리기 힘들다. 무릎에 만성적인 통증은 있지만, 초기보다 통증이 가볍다.	연골이 대부분 마모되어 뼈와 뼈가 직접 부딪힌다. **증상** 서기·앉기·걷기가 힘들어 생활이 불편해진다. 통증이 꽤 심하지만, 통증이 전혀 없는 사람도 있다.

　하지만 닳아버린 연골 조각에서 염증 반응이 일어나면 대개 무릎 관절에 윤활막염이 발생합니다. 초기에 강한 통증이나 부종이 생기는 이유이기도 합니다. 중기에는 연골의 마모가 진행되며 무릎 관절이 변형되기 시작하고, 무릎 관절 가장자리에 골극(뼈곁돌기)이 생겨 무릎을 움직일 때마다 통증이 나타납니다. 그래서 장시간 걷기 힘들고 계단을 오르내릴 때(특히 내려가는 동작) 무릎에 강한 통증이 발생합니다. 또한 무릎 관절 주변 인대와 근육이 굳으면서 무릎을 움직일 수 있는 범위가 좁아져 무릎을 구부리거나 펴는 동작이 어려워지는 것도 중기의 특징입니다.

　말기가 되면 관절 연골과 반달 연골이 대부분 닳아 뼈와 뼈가 직접 닿게 됩니다. 서거나 앉고, 걷는 동작이 어려워져 생활이 크게 불편해집니다. 움직일 때는 물론이고 안정을 취할 때도 무릎에 통증이 나타납니다. 강한 통증을 호소하는 사람들이 있는 반면에 윤활막염이 가라앉아 부종과 통증이 줄어드는 사례도 있어 환자에 따라 증상이 다릅니다.

비만과 운동 부족으로 약해진 근력은 퇴행성 무릎 관절염에 큰 영향을 미칩니다. 온종일 책상에 앉아서 일하는 사람이나 집 안에서 가만히 앉아 있기만 하는 사람은 무릎 관절을 지탱하는 근육과 인대가 단련되지 않아 아무래도 무릎 관절이 약해지기 쉬워요. 살이 찌거나 운동량이 부족하면 퇴행성 무릎 관절염은 더욱 악화됩니다. 이를 방지하기 위해서라도 무릎에 통증이나 불편함을 느꼈다면 서둘러 정형외과를 방문하길 바랍니다.

> **무릎 통증을 악화시키는 원인**

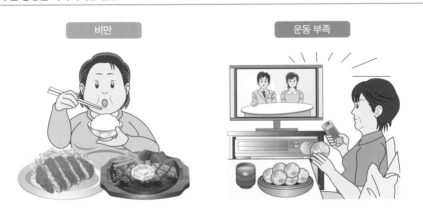

체중이 증가하면 서거나 걷기만 해도 무릎 관절에 큰 부담이 간다. 온종일 책상에 앉아서 일하는 사람이나 집 안에서 가만히 앉아만 있는 사람은 무릎 관절을 지탱하는 근육과 인대가 단련되지 않아 무릎 관절이 약해진다.

무릎에 통증이 느껴진다면
의심해야 할 질병들

무릎 통증의 원인으로 가장 많이 손꼽는 것이 퇴행성 무릎 관절염이지만 정말로 퇴행성 무릎 관절염인지는 전문의의 진단을 받아야만 알 수 있습니다. 무릎에 통증이 느껴진다면 우선 정형외과를 찾아 진료와 검사를 받아보길 바랍니다.

① 반달 연골 손상

넘어지거나 외부 충격에 의해 반달 연골이라 불리는 연골 조직에 균열이 생기거나 찢어지면서 무릎에 통증이 나타나고, 구부리거나 펴기 힘들어지는 질환입니다. 안정을 취하면서 온열 치료와 압박붕대 등의 보존 치료를 시행하는 것 외에도 국소마취제나 항염증제로 통증을 완화할 수 있습니다.

② 인대 손상 · 인대 파열

무릎 관절의 안쪽과 바깥쪽을 지탱하는 측부인대와 앞과 뒤를 지탱하는 십자인대가 손상되거나 파열되면서 무릎을 움직일 수 있는 범위가 제한되고 통증이나 혈종(혈액이 한곳에 모인 상태)이 생기는 질환입니다. 측부인대 손상은 장비를 착용하거나 재활 치료를 통해 회복할 수 있지만 십자인대 손상은 수술을 진행하는 경우가 많습니다.

③ 류머티즘 관절염

면역체계가 자신의 신체 일부를 외부의 적으로 인식하고 공격해 무릎을 비롯한 모든 관절에 염증을 일으키는 다발성 관절염입니다. 운동 치료와 냉찜질, 약물 치료를 시행합니다.

④ 대퇴골두 무혈관성 괴사

대퇴골의 위쪽 끝에 있는 둥근 부분(대퇴골두)이 괴사하는 원인불명의 질환으로 대부분 퇴행성 무릎 관절염 증상이 나타나는 도중에 발병합니다. 보존 치료가 효과적이지만 중증인 경우 인공 관절 치환술을 시행하는 경우도 있습니다.

⑤ 통풍 · 가짜 통풍

통풍은 과식이나 운동 부족으로 혈액 내 요산(퓨린이 분해되어 생기는 물질)이 과다 축적되어 만들어진 결정체가 관절에 침착되어 통증을 일으키는 질환입니다. 그리고 가짜 통풍은 피로인산칼슘Calcium pyrophosphate의 결정체가 무릎 등 다리 관절에 침착해 벗겨지고 떨어져 나가면서 염증을 일으키는 질환으로 원인은 불분명합니다. 통풍 치료는 약물 치료와 생활 습관 개선으로 이루어집니다. 가짜 통풍은 통증을 억제하는 약물 치료가 중심입니다.

⑥ 세균성 관절염

세균(주로 황색포도상구균)이 관절에 침입해 연골과 뼈를 파괴하는 질환입니다. 대부분 잦은 주사 치료를 지속했을 때 발생합니다. 치료 방법으로는 항생제 투여와 관절 내 세척 등이 있습니다.

> 무릎 통증을 일으키는 주요 질병(외상 있음)

병명	증상	대책
반달 연골 손상	무릎 통증 외에 무릎을 구부리거나 펼 때 불편함이 느껴진다.	안정을 취하면서 온열 치료, 압박붕대, 국소마취제 및 항염증제 주사 치료를 시행한다.
인대 손상	무릎 통증, 움직일 수 있는 범위에 제한이 생기고 관절 내에 혈액이 고이는 경우도 자주 있다.	장비를 착용하거나 재활 치료를 시행한다. 십자인대 손상은 수술을 받는 경우가 많다.
골절	'무릎뼈 골절', '넙다리뼈 골절', '정강뼈 골절' 등. 출혈과 부종이 나타난다.	깁스나 부목으로 환부를 고정한다. 뼈 손상이 심각할 때는 수술을 시행한다.

> 무릎 통증을 일으키는 주요 질병(외상 없음)

병명	증상	대책
류머티즘 관절염	모든 관절이 좌우대칭으로 부으면서 통증이 나타난다. 보통 양손과 발가락 관절에서 시작된다.	운동 치료와 냉찜질, 약물 치료를 시행한다. 질환이 진행되면 수술을 하기도 한다.
대퇴골두 무혈관성 괴사	걸을 때 갑자기 무릎에 심한 통증이 나타나고 밤에 통증이 더욱 심해지는 것이 특징이다.	퇴행성 무릎 관절염과 마찬가지로 보존 치료가 효과적이나 수술을 하는 경우도 있다.
통풍 · 가짜 통풍	관절에 급격한 통증 발작을 일으킨다. 통풍 환자는 대부분 남자지만 가짜 통풍 환자는 성별과 상관 없다.	통증을 억제하는 약물 치료를 시행하며 통풍의 경우 요산 수치를 낮추는 약을 복용한다.
세균성 관절염	세균이 관절에 침입해 연골과 뼈를 파괴한다.	항생제 투여 및 관절 내 세척을 시행한다. 통증 등의 후유증이 생기기도 한다.

무릎 통증에 대한 잘못된 인식이
악순환을 초래한다

———————

저는 지금으로부터 40여 년 전에 운동 치료의 뛰어난 효과를 주장하며 무릎 통증 치료법의 상식을 크게 뒤엎었습니다. 이전에는 무릎 통증을 호소하는 환자에게 보통 안정을 취하라고 권했죠. 진통제로 통증을 완화하고 무릎에 부담이 가지 않게 안정을 취하며, 신체의 회복력을 믿고 치유되기를 기다린 것입니다.

그러나 안정만 취하면 무릎 주변의 근육과 인대가 점점 쇠약해집니다. 비사용 증후군이라고 하죠. 무릎을 지탱하는 근육과 인대가 약해지면 연골에 부담이 가해져 마모가 더욱 진행됩니다.

안정과 더불어 진통제를 복용하면 무릎 통증은 가라앉지만, 예전처럼 무릎을 사용하면 무릎을 지탱하는 근육과 인대가 약해져 있는 탓에 얼마 지나지 않아 다시 통증이 시작됩니다. 기존 치료법은 이러한 염증의 악순

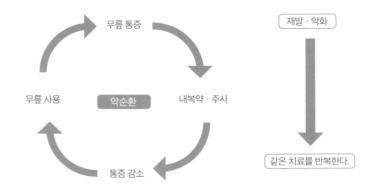

환에 빠지기 쉽습니다.

그에 반해 제가 추천하는 운동 치료법을 실천하면 2~3주 후부터 통증이 가라앉게 되고 편하게 걸을 수 있습니다. 일상생활에서 활동량이 늘어나면 무릎 주변의 근육과 인대가 자연스럽게 단련되어 관절 연골의 마모도 억제됩니다. 그로 인해 무릎 관절에 염증이 쉽게 생기지 않고 통증도 조금씩 줄어들죠.

통증이 줄면 환자는 활발하게 활동하게 되고, 무릎 관절이 한층 안정되어 통증도 점점 더 사라집니다. 이러한 선순환을 지속하면 무릎 통증에서 졸업할 수 있습니다.

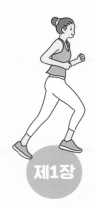

제1장

무릎 통증의 99%는
수술이 필요하지 않다

● 구로사와 히사시 ●

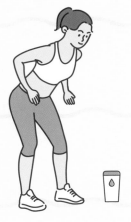

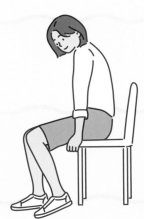

반드시 수술이 필요한 환자는
극소수다

보통 무릎이 불편하거나 통증이 나타나면, 정형외과에 가서 진찰을 받습니다. 병원에서 검사를 받고 퇴행성 무릎 관절염이라는 진단을 받으면 대부분 약물 치료, 운동 치료, 장비 치료, 온열 치료, 주사 치료, 재활 치료 등의 보존 치료를 시행하죠.

증상이 가벼우면 찜질을 하거나 약을 바르면서 상태를 지켜보는 경우가 많지만, 증상이 심하면 진통제를 먹거나 히알루론산 관절 주사 등의 치료를 합니다. 무릎을 구부리거나 펴기 어렵고, 보행에

> **무릎 통증의 보존 치료**

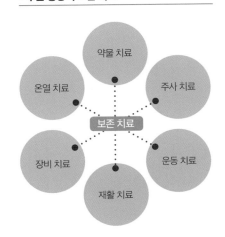

> 무릎 통증의 99%는 수술이 필요하지 않다

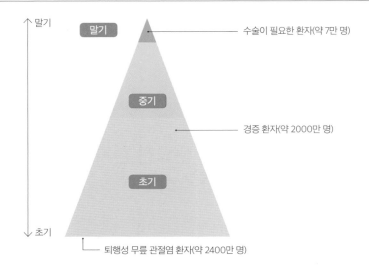

어려움이 있을 때는 수술까지 고려합니다. 그러나 퇴행성 무릎 관절염으로 수술이 필요한 환자는 극히 드뭅니다.

위쪽의 피라미드형 그래프는 무릎 통증의 중증도와 환자 수의 분포를 나타내고 있습니다. 그래프의 면적은 퇴행성 무릎 관절염의 환자 수이며, 그래프 위로 갈수록 중증임을 나타냅니다. 퇴행성 무릎 관절염의 환자 수는 약 2400만 명으로 추정하며, 그중 수술이 필요한 환자는 그래프 상단의 약 7만 명 정도에 불과합니다. 즉 99퍼센트 이상의 환자는 보존 치료로 통증을 다스릴 수 있습니다.

보존 치료 중에서도 특히 운동 치료가 중요합니다. 운동 치료는 염증을 억제하고 무릎 통증을 개선할 뿐만 아니라 약해진 근육과 인대를 강화시

커 재발을 방지합니다. 이러한 점을 미루어 봤을 때 퇴행성 무릎 관절염의 운동 치료 효과는 약보다 낫다고 할 수 있습니다. 이후에 자세히 설명하겠지만 운동 치료야말로 세계적으로 인정받는 무릎 통증 치료법입니다.

약이나 주사의 효과는
일시적이다

일본의 퇴행성 무릎 관절염 치료법은 진통제나 주사 치료가 주류를 이루지만 세계적인 추세를 보면 이러한 치료법을 시행하고 있는 나라가 없습니다. 약이나 주사는 치료비 부담이 드는 데다 일시적인 증상 개선 효과밖에 기대할 수 없어 효율적인 치료라고 생각하지 않기 때문입니다.

퇴행성 무릎 관절염의 유일한 국제학회인 국제골관절염학회^{Osteoarthritis Research Society International, OARSI}에서는 "약을 사용하지 않는 치료를 중심으로 하고 약물 치료는 보조적으로만 사용할 것"을 권장합니다. 퇴행성 무릎 관절염을 치료할 때는 운동, 체중 감량, 환부의 온찜질·냉찜질처럼 약을 사용하지 않는 치료를 충분히 진행했음에도 환자가 통증을 견디기 힘들어할 때만 약물 치료와 주사 치료를 실시합니다.

국제골관절염학회의 운동 치료법 지침을 살펴보면 퇴행성 무릎 관절염

근력 강화	집에서 허벅지 앞쪽 근육인 '넙다리네갈래근'을 강화하는 방법을 추천.	
유산소 운동	격렬한 운동보다는 무리하지 않는 선에서 할 수 있는 운동.	
가동 범위 확대	가동 범위가 좁아져 유연성이 떨어지는 것을 방지하기 위해 무리하지 않는 범위에서 운동.	

환자에게 특히 '근력 강화 훈련', '유산소 운동', '가동 범위 확대' 세 가지 운동을 권합니다.

국제골관절염학회의 지침을 바탕으로 제가 생각한 무릎 통증 치료의 우선순위는 다음과 같습니다. 저는 환자를 치료할 때 다음의 우선순위를 따릅니다.

① **능동적으로 따라 할 수 있는 동작 알려주기**: 아프지 않은 범위에서 최대한 다리를 움직이게 한다.

② **평상시 운동 치료**: 무릎 체조와 재활 운동을 시행한다.

③ **통증이 가라앉았다면 운동 습관 만들기**: 무릎에 부담이 가지 않도록 신경 쓰며 걷기, 자전거, 수영 등의 운동을 생활 습관으로 만든다.

④ **다이어트**: 무릎에 부담을 줄이기 위해 비만을 해결한다.

⑤비스테로이드성 항염증제(NSAIDs) 처방: 통증이 심할 때만 처방하며 지속적인 복용은

피한다.

⑥ 히알루론산 관절 주사: 실제로는 거의 필요하지 않다.

핵심은 매일 무릎 운동을 하고 가능한 범위에서 무릎을 움직이는 것입니다. 욕조에서 따뜻한 물로 찜질하며 염증을 가라앉히는 방법도 효과적이죠. 비만인 사람에게는 체중 감량이 가장 효과적입니다.

> **무릎 통증 치료에서의 우선순위**

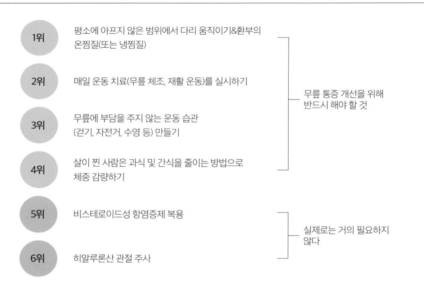

가장 먼저 1위에서 4위의 치료를 해야 한다. 의사와 약에만 의지하지 말고 환자 본인이 평소에 할 수 있는 운동을 적극적으로 실시하는 것이 매우 중요하다. 약과 주사는 통증을 일시적으로 해소할 뿐 무릎 통증의 근본적인 치료가 아니기 때문에 더욱 악화시키는 요인이 될 수 있다.

적절한 운동이
무릎 통증을 없앤다

퇴행성 무릎 관절염 환자가 무릎을 부드럽게 움직이면서 통증을 개선하는 메커니즘은 2004년 외국의 연구에서 과학적으로 증명되었습니다. 무릎에 무리가 가지 않는 선에서 적절히 움직이면 염증을 일으키는 윤활막과 연골세포에 일정하면서도 부드러운 힘이 작용해 세 가지 효과를 얻을 수 있습니다.

① 염증 원인이 되는 염증성 사이토카인 생성을 억제

② 염증 완화, 항염증성 사이토카인 분비

③ 무릎 관절의 연골 성분이자, 무릎 관절 조직을 회복하는 데 필요한 콜라겐 및 프로테오글리칸 생성 증가

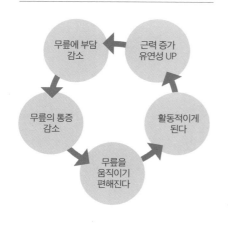

이처럼 무릎 관절을 움직여 통증을 개선할 수 있지만 무릎에 강한 힘을 주면 오히려 염증이 악화되어 통증이 심해집니다.

운동 치료에서 무릎을 움직일 때는 반드시 격렬한 운동은 피해야 합니다. 적절한 운동은 ①에서 ③까지의 효과를 얻을 수 있을 뿐만 아니라 관절 내 염증을 억제하고, 조직의 신진대사를 촉진해 무릎 통증의 근본적인 치료를 기대할 수 있습니다.

한편 무릎 관절에 강한 힘을 주면 효과는커녕 염증성 사이토카인이 과다 분비되어 통증이 심해집니다. 강한 힘을 주거나 격렬한 운동, 장시간 무리한 운동을 지속해서는 안 됩니다. 그렇다고 해서 안정만 취하는 방법도 좋지 않습니다. 가벼운 운동은 무릎 통증의 빠른 회복을 돕습니다.

퇴행성 무릎 관절염의 진행 상태에 따라 무릎이 붓거나 열이 나기도 하는데 부종과 열을 치료할 때까지 운동 치료를 쉬는 사람이 있습니다. 하지만 이럴 때일수록 무리하지 않는 범위에서 운동 치료를 해야 합니다. 운동을 하면 항염증 효과로 인해 무릎의 부종과 열이 가라앉기 때문입니다.

또한 제가 고안한 운동 치료는 무릎이 많이 부었거나 열이 많이 나도 통증 없이 따라 할 수 있습니다. 그럼 지금부터 무릎 체조에 대해 알아볼까요?

› 운동 치료를 할 때 주의할 점

무릎을 사용할 때는 격렬한 운동 금지

운동 치료로 무릎을 사용할 경우에는 가벼운 운동을 실시한다. 무릎 관절에 과도한 힘이 들어가면 염증성 사이토카인이 다량으로 분비되어 통증이 심해진다.

무릎이 붓거나 열이 나도 운동 실시

운동 치료를 하면 항염증 효과로 인해 무릎의 부종과 열이 가라앉는다. 또한 '다리 올리기 체조' 등 가볍고 부담 없는 무릎 운동은 무릎이 부어 있거나 열이 나더라도 통증 없이 따라 할 수 있다. 그러므로 부종이나 열이 가라앉을 때까지 기다리지 말고 무리하지 않는 선에서 운동 치료를 실천하는 것이 좋다.

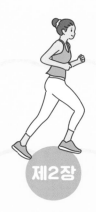

제2장

무릎을 지탱하는
근육 강화 1분 체조

● 구로사와 히사시 ●

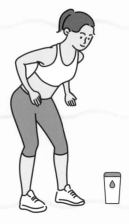

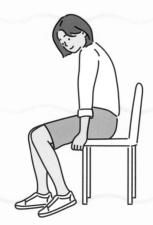

무릎을 보호하고 지탱하는
근육을 만들어라

국제골관절염학회에서는 퇴행성 무릎 관절염 치료로 '근력 강화 훈련', '유산소 운동', '가동 범위 확대' 세 가지를 추천합니다. 그리고 전 세계의 연구자와 의료 종사자들은 올바른 방법으로 운동을 하는 것이 증상 개선에 가장 효과적이라고 말합니다.

퇴행성 무릎 관절염을 치료할 때는 무릎 관절을 지탱하는 근육을 단련해 무릎에 부담을 줄이는 것이 가장 중요합니다. 무릎을 지탱하는 근육 중에서도 특히 허벅지의 넙다리네갈래근이 중요한 역할을 합니다. 넙다리네갈래근은 허벅지 앞면에 있는 근육으로 넙다리곧은근, 가쪽넓은근, 중간넓은근, 안쪽넓은근의 집합체입니다. 무릎을 구부리거나 펴는 움직임 외에도 무릎이 흔들리지 않게 잡아주어 부담을 줄여주는 역할까지 합니다. 넙다리네갈래근을 단련하면 무릎이 안정되고 걸을 때 무릎에 가해지는 충

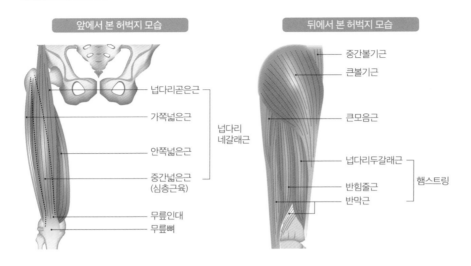

격을 흡수해 통증이 줄어듭니다.

　운동 치료로 넙다리네갈래근을 단련하면 퇴행성 무릎 관절염 증상이 크게 개선되며 진통제를 복용하는 것 이상의 효과를 볼 수 있어요. 그렇다고 해서 격렬하고 어려운 운동을 해야 하는 것은 아닙니다. 제가 만든 '다리 올리기' 체조를 꾸준히 실천하면 힘들이지 않고 넙다리네갈래근이 단련되어 무릎 통증이 개선됩니다. 꼭 실천해보길 바랍니다.

　'다리 올리기' 체조는 제가 40여 년 전에 고안한 대표적인 퇴행성 무릎 관절염 운동 치료법입니다. 다리 올리기 체조는 의자에 앉아서 하는 방식과 누워서 하는 방식이 있습니다. 두 가지 모두 무릎을 펴고 천천히 뒤꿈치를 바닥에서 10센티미터 정도 올리고 5초간 멈췄다가 다시 천천히 다리를 바닥에 내린 다음 1~2초 쉬는 매우 간단한 체조입니다. 두 가지 방식 모두 동일한 효과를 얻을 수 있으므로 시도해본 후 자신에게 잘 맞는 방식을 선택하길 바랍니다.

'다리 올리기' 체조를 하면 넙다리네갈래근, 엉덩허리근, 복근이 강화됩니다. 통증 치료에서는 무릎을 지탱하는 넙다리네갈래근을 단련하는 것이 가장 중요합니다. 넙다리네갈래근은 나이가 들고 운동량이 부족해지면 약해지기 쉬운 근육입니다. 이 근육이 약해지면 무릎 관절을 지지하는 힘 또한 약해지기 때문에 연골이 마모되어 통증이 악화됩니다.

이 근육을 효율적으로 강화하려면 다리를 올렸다 내리는 동작을 가능한 천천히 실시해야 합니다. 빨리 움직여야 효과적이라고 생각하기 쉽지만 실제로는 천천히 움직여야 넙다리네갈래근을 더욱 강화할 수 있습니다.

무릎을 지탱하는 근육 강화 체조 ❶
앉아서 다리 올리기

1세트 → 1분 동안 ❶~❷ 좌우 10회씩   목표 → 하루에 1~3세트

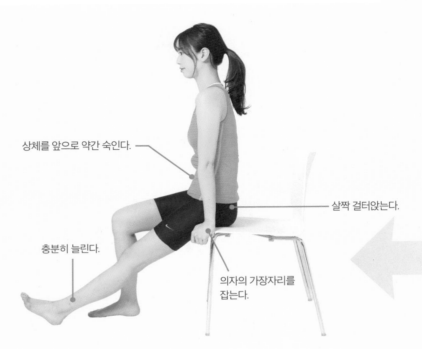

상체를 앞으로 약간 숙인다.

살짝 걸터앉는다.

충분히 늘린다.

의자의 가장자리를 잡는다.

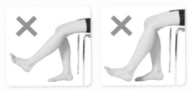

무릎을 구부린 채로 펴면 안 된다. 무릎에 부담이 가해져 통증이 심해질 수 있다.

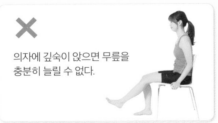

의자에 깊숙이 앉으면 무릎을 충분히 늘릴 수 없다.

❶ 의자에 살짝 걸터앉아 상체를 앞으로 약간 숙인 상태에서 왼쪽 다리를 앞으로 뻗는다. 왼쪽 무릎을 최대한 쭉 펴고 뒤꿈치를 바닥에 댄다.

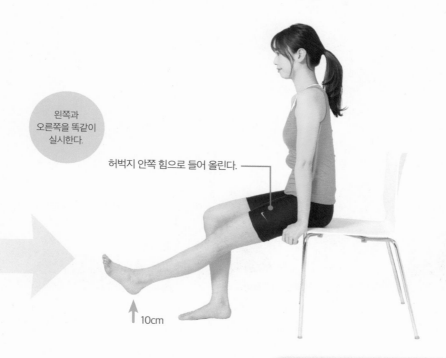

왼쪽과
오른쪽을 똑같이
실시한다.

허벅지 안쪽 힘으로 들어 올린다.

10cm

❷ 발목은 직각으로 유지하며 왼쪽 무릎을 편
채 다리를 바닥에서 약 10센티미터 정도
천천히 올린 다음 약 5초간 멈춘다. 제자
리로 천천히 돌아온 후 1~2초간 휴식한다.

❸ ❶~❷를 10회 반복한다. 오른쪽 다리도
똑같이 실시한다. 왼쪽과 오른쪽 시작하
는 순서는 상관없다.

LEVEL UP '앉아서 다리 올리기' 체조를 10회
반복하는 데 익숙해지면 500그램에서 1킬로
그램 정도의 중량 밴드를 착용한 후 실시한다.

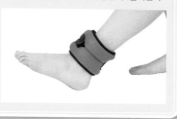

누워서 다리 올리기

1세트 → 1분 동안 ❶~❷ 좌우 10회씩   목표 → 하루에 1~3세트

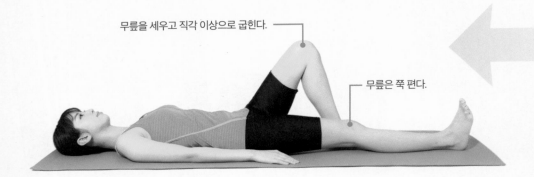

무릎을 세우고 직각 이상으로 굽힌다.

무릎은 쭉 편다.

❶ 천장을 보고 누워 오른쪽 다리를 쭉 편다. 왼쪽 무릎은 세우고 직각 이상으로 굽힌다.
   양손은 힘을 빼고 양옆에 편하게 내려놓는다.

❷ 오른쪽 무릎을 쭉 뻗은 상태에서 바닥에서 10센티미터 정도 천천히 올린 다음 약 5초
   간 멈춘다. 제자리로 천천히 돌아온 후 2~3초간 쉰다.

❸ ❶~❷를 10회 반복한다. 이어서 왼쪽 다리도 똑같이 실시한다. 왼쪽과 오른쪽 시작하
   는 순서는 상관없다.

체조 효과 무릎을 지지하는 허벅지 앞쪽의 넙다리네갈래근과 허리와 허벅지를 잇는 엉덩허리근을 효율적으로 단련할 수 있다. **"**

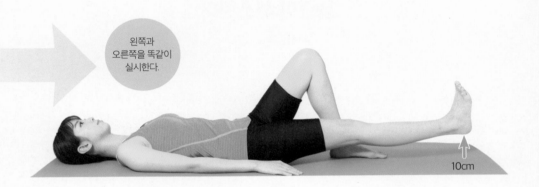

왼쪽과
오른쪽을 똑같이
실시한다.

10cm

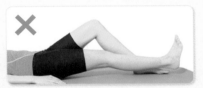

세운 무릎은 엉덩이 쪽으로 붙인다.

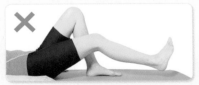

들어 올리는 무릎은 최대한 쭉 편다.

LEVEL UP '누워서 다리 올리기' 체조를 10회 반복하는 데 익숙해지면 중량 밴드를 착용하고 실시해도 좋다. 무게는 500그램부터 시작해 익숙해지면 1킬로그램에 도전해보자(단, 무리는 금물).

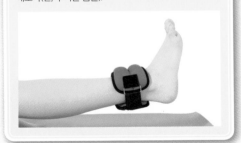

꾸준히 다리만 올려도
통증이 해소된다

'다리 올리기' 체조를 비롯한 무릎 체조는 1990년대에는 유럽과 미국에서, 21세기에 들어서는 일본에서도 널리 실시되고 있습니다. 지금은 무릎 통증 치료의 세계적인 지침이 되었다고 해도 과언이 아니며, 의사들도 효과의 놀라움에 대해 말할 정도입니다. 현재 병원이나 정형외과에서 처방하는 퇴행성 무릎 관절염의 운동 치료법은 제가 고안했습니다.

다리 올리기 체조는 양쪽 다리 모두 실시해야 합니다. 무릎 통증을 호소하는 환자는 양쪽 다리의 근육이 약해져 있는 경우가 많아 통증이 있는 다리만 체조를 실시하면 근력 균형이 무너져 통증이 없던 무릎까지 통증이 나타나기 때문입니다.

효과가 나타나는 시기는 환자마다 다르지만 우선 2주간 꾸준히 실천하길 바랍니다. 점차 무릎 통증이 줄어드는 효과를 실감하게 될 것입니다.

빠른 사람은 일주일 만에도 통증이 가라앉습니다.

'다리 올리기' 체조로 무릎 통증이 해소되면 체조를 그만해도 되지만 가능하면 통증이 사라져도 계속 하는 것이 좋습니다. 사실 이 체조로 넙다리 네갈래근이 강화되었다기보다 무릎의 연골, 뼈, 관절주머니를 감싸고 있는 세포의 염증이 완화되어 통증이 사라진 것이므로 체조로 근력을 향상시키기 위해서는 최소 3개월 이상 지속해야 합니다. 그래야만 이후에도 통증이 재발하지 않습니다. 2~3주 만에 통증이 사라졌다고 체조를 그만둘 경우 무릎 통증이 재발할 우려가 있습니다.

> **효과를 높이는 방법**

1일 3세트 실시	시간이 있을 때는 하루에 3세트를 실시한다. 아침, 점심, 저녁에 실시하면 좋다.
통증이 없는 다리도 실시	근력이 한쪽으로 치우치지 않도록 양쪽 다리 모두 실시한다.
익숙해지면 운동 레벨을 높인다	횟수를 늘리거나 다리에 중량 밴드를 차고 실시해 효과를 높인다.

어떤 치료도 효과 없던 무릎 통증, '다리 올리기' 체조로 사라지다

도쿄에 사는 요시다 토시오 씨(60대, 가명)의 취미는 등산으로 정년퇴직 후에는 한 달에 한 번 사이타마현이나 도쿄의 오쿠타마에 있는 산을 찾을 정도로 등산을 즐겼습니다. 3년 전 어느 날, 도쿄 하치오지의 다카오 산을 올라가던 중 오른쪽 무릎에 욱신거리는 통증이 나타났습니다. 휴식을 취해도 통증이 가라앉지 않아 곧바로 산을 내려왔습니다. 집으로 돌아와 무릎을 보니 열이 나고 퉁퉁 부어 있었습니다. 이튿날에도 통증이 가시지 않아 집 근처 정형외과를 찾았고 퇴행성 무릎 관절염 초기라는 진단을 받았습니다.

담당 의사는 "부종의 원인은 관절수종(무릎에 물이 찬 상태)으로 염증도 상당히 심각한 상태"라며 물을 빼고 히알루론산 관절 주사 치료를 했습니다. 요시다 씨는 진통제인 비스테로이드성 항염증제와 붙이는 약을 처방받아

집으로 돌아갔죠. 잠시 통증은 가라앉았지만 3일이 지나자 오른쪽 무릎에 가벼운 통증이 다시 나타났고, 일주일 후에는 무릎이 붓고 극심한 통증이 밀려왔습니다. 요시다 씨는 이전에 갔던 병원에 가서 동일한 치료와 처방을 받았습니다. 이후 보름에 한 번씩 3개월간 동일한 처방을 받았어요.

하지만 재발이 반복되고 통증이 더욱 심해지자 더 이상 참을 수 없던 요시다 씨는 저희 병원을 찾아왔습니다. 진찰 결과 오른쪽 무릎에 부종과 열감, 관절수종이 확인되었으며 오른쪽 무릎의 가동 범위는 120도였습니다. 또한 염증이 심각했습니다.

증상과 함께 저는 요시다 씨의 체중이 가장 신경 쓰였습니다. 신장 169센티미터에 체중 76킬로그램으로 표준 체중이 훌쩍 넘었죠. 이 상태로는 무릎에 큰 부담이 가해지니 체중을 감량해야 한다고 했습니다.

또한 아이스팩을 사용해 오른쪽 무릎을 찜질하고, 무릎을 지탱하는 근육을 단련하기 위해 '다리 올리기' 체조를 매일 실천하라고 당부했습니다. 한 달 후, 오른쪽 무릎의 부종이 가라앉아 아이스팩 냉찜질에서 온찜질로 바꿨죠. 다시 2개월이 지났습니다. 요시다 씨의 체중은 68킬로그램까지 줄었고 오른쪽 무릎의 부종과 통증도 거의 사라졌습니다. 무릎의 가동 범위는 145도로 회복되었으며, 지금도 좋은 상태를 유지하고 있습니다. 통증이 개선된 요시다 씨는 최근 들어 다시 등산을 시작했다는 소식을 전했습니다.

몇 년 후 걷지 못할 거라던 환자, 헬스장과 골프장을 다니게 되다

골프가 취미인 오가와 야스요 씨(60대, 가명)는 육아에서 어느 정도 해방됐을 때부터 골프에 더욱 매진했습니다. 몇 년 전부터 무릎에 통증이 있었지만, 이튿날이면 통증이 사라졌기 때문에 크게 신경 쓰지 않았죠.

몇 해 전 봄, 오랜만에 골프를 치는데 갑자기 오른쪽 무릎이 욱신거리며 통증이 나타났습니다. 통증은 쉽게 가라앉지 않았고 급하게 찾아간 근처 정형외과에서 퇴행성 무릎 관절염 진단을 받았습니다. 그날은 히알루론산 관절 주사를 맞고, 진통제를 처방받아 며칠간 집에서 안정을 취했습니다. 2주 후 다시 정형외과를 찾은 오가와 씨는 "앞으로는 한 달에 한두 번, 히알루론산 관절 주사를 맞으셔야 합니다. 그렇지 않으면 몇 년 후에는 걷지 못하게 될 가능성이 있습니다"라는 말을 듣고 충격을 받았습니다.

오가와 씨의 친구가 그의 상태를 듣고 잡지에서 본 무릎 체조를 알려주었고, 며칠 후 오가와 씨는 저희 병원으로 찾아왔습니다. 엑스레이와 MRI를 찍어 무릎 상태를 확인한 결과, 오른쪽 무릎 연골은 거의 닳았고 왼쪽 무릎도 연골 마모가 진행되고 있었습니다.

　오가와 씨는 제가 쓴 기사를 읽고 이미 '다리 올리기' 체조를 실천하고 있었습니다. 이미 무릎 통증이 사라지고 증상도 가라앉았다고 말하기에 2~3개월 정도 더 체조를 계속한 다음, 발목에 중량 밴드를 차고 체조를 하라고 이야기했습니다. 그로부터 얼마 지나지 않아 오가와 씨가 진료를 보러 왔습니다. 경과를 들어보니 중량 밴드를 구입해 조금씩 무게를 늘렸고, 지금은 2킬로그램짜리 중량 밴드를 차고 체조하고 있습니다. 주 1~2회 정도 헬스장에 다니고 있으며, 골프도 다시 치게 됐고 계단도 걱정 없이 오르내릴 수 있다고 했습니다. 통증이 심각하게 재발하지도 않는다고 웃으며 말하던 모습이 기억에 남습니다.

> **관절경으로 본 무릎 관절 내부**

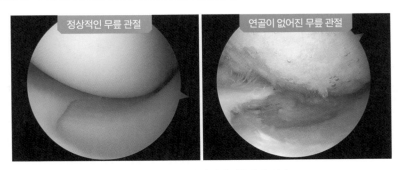

오른쪽 사진에서는 관절 연골이나 반달 연골에 거스러미가 생긴 것을 알 수 있다.

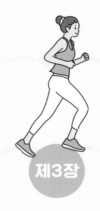

제3장

허벅지 알통을 만드는 1분 체조

● 이케우치 마사히코 ●

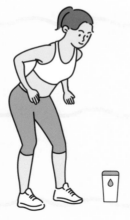

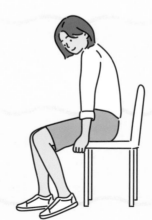

무릎을 보호하는
허벅지 근육을 만들어라

무릎 통증에는 '운동 치료'가 매우 효과적입니다. 일본 정형외과학회 보고에 따르면 퇴행성 무릎 관절염 환자를 운동하는 그룹과 진통제를 복용하는 그룹으로 나누어 통증 정도의 변화를 비교한 결과, 운동은 진통제와 동일한 개선 효과가 있다고 합니다.

저희 병원에서도 무릎 통증 환자의 운동 치료를 중요시합니다. 많은 운동 치료법이 있지만 그중에서도 허벅지 앞쪽 근육인 넙다리네갈래근을 단련하는 운동이 가장 효과적입니다. 그 이유는 크게 두 가지입니다.

첫 번째 이유는 넙다리네갈래근이 무릎을 지탱해주기 때문입니다. 일상생활을 하다 보면 무릎에 상당한 부담이 가해집니다. 넙다리네갈래근은 무릎에 부담을 줄여주는 역할을 하기 때문에 이 근육을 강화하면 무릎 통증이 대폭 개선됩니다.

두 번째 이유는 넙다리네갈래근을 움직이면 무릎 통증이 약해지기 때문입니다. 왜 그럴까요? 통증을 느끼는 감각은 개인마다 달라 똑같은 자극에도 통증을 강하게 느끼는 사람과 약하게 느끼는 사람이 있습니다. 통증은 신경에서 척수를 통해 뇌로 전달되는데, 이때 척수가 통증을 더욱 강한 자극으로 뇌에 전달하기 때문에 극심한 통증을 느끼게 됩니다.

무릎 통증을 전달하는 신호는 넙다리네갈래근에서 보내는 신호와 동일한 신경을 통해 뇌에 전송됩니다. 그러므로 넙다리네갈래근을 움직이면 자극을 전달하는 신호가 무릎 통증 신호와 뒤섞여 통증 신호를 강하게 느끼지 못합니다.

즉 넙다리네갈래근을 단련하면 무릎에 가해지는 부담이 줄어드는 동시에 척수의 과도한 반응이 줄어 무릎 통증이 완화되는 효과를 기대할 수 있습니다.

넙다리네갈래근 운동의 핵심은 허벅지에 힘을 주어 '알통'을 만드는 데 있습니다. 알통을 눈으로 보고 만지면 넙다리네갈래근의 근육을 정확하게 단련하고 있는지 확인할 수 있습니다. 무리하지 않는 범위에서 허벅지에 힘을 주어 알통을 만듭니다.

이 책에서 소개할 '허벅지 알통 만들기 체조'는 두 가지입니다. 첫 번째 체조는 '다리로 욕조 벽 밀기'입니다. 뜨거운 물에 몸을 담그면 환부의 통증이 완화될 뿐 아니라 관절과 근육이 부드러워집니다. 입욕 중 잠깐 시간을 내 넙다리네갈래근의 근력을 강화하는 운동을 해보길 바랍니다.

두 번째 체조는 '쿠션 아래 두고 힘주기'입니다. 바닥에 다리를 펴고 앉아 무릎 아래에 쿠션을 깔고 힘을 주는 운동입니다. 넙다리네갈래근을 강화하고 무릎 관절 주변을 효과적으로 스트레칭할 수 있습니다.

다리로 욕조 벽 밀기

1세트 → 1분 동안 ❶~❸ 5회 반복   목표 → 하루에 4세트

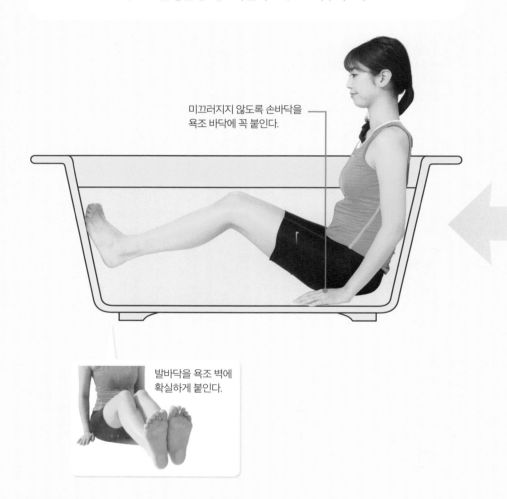

미끄러지지 않도록 손바닥을
욕조 바닥에 꼭 붙인다.

발바닥을 욕조 벽에
확실하게 붙인다.

❶ 욕조에 몸을 담그고 한쪽에 기댄다.
❷ 뒤꿈치를 들어 맞은편 욕조 벽에 양쪽 발을 붙인다.

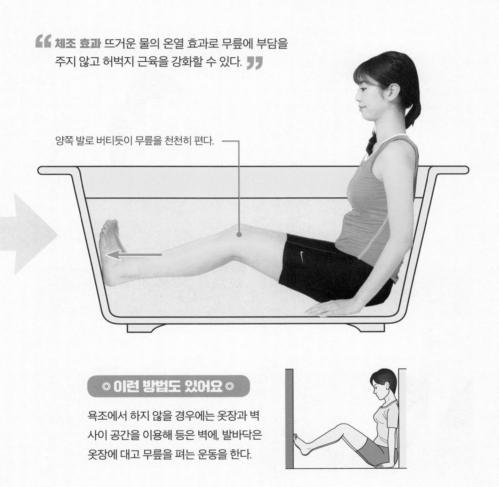

체조 효과 뜨거운 물의 온열 효과로 무릎에 부담을 주지 않고 허벅지 근육을 강화할 수 있다. 🔊

양쪽 발로 버티듯이 무릎을 천천히 편다.

◎ **이런 방법도 있어요** ◎

욕조에서 하지 않을 경우에는 옷장과 벽 사이 공간을 이용해 등은 벽에, 발바닥은 옷장에 대고 무릎을 펴는 운동을 한다.

❸ 양쪽 허벅지에 알통을 만든다는 생각으로 힘을 주고 무릎을 펴면서 벽을 5초간 꾹 눌렀다가 5초에 걸쳐 양쪽 발에 힘을 뺀다.

쿠션 아래 두고 힘주기

1세트 → 1분 동안 ❶~❸ 좌우 10회씩   목표 → 하루에 2~3세트

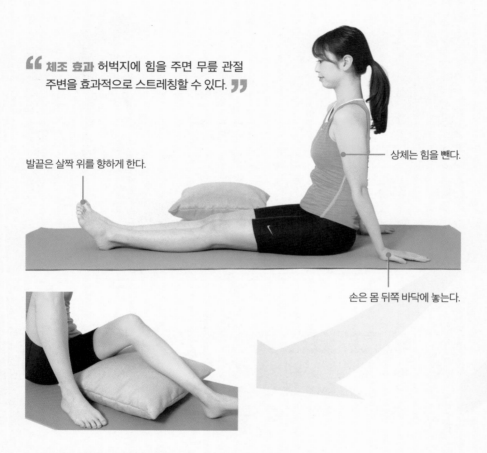

" 체조 효과 허벅지에 힘을 주면 무릎 관절
주변을 효과적으로 스트레칭할 수 있다. "

발끝은 살짝 위를 향하게 한다.

상체는 힘을 뺀다.

손은 몸 뒤쪽 바닥에 놓는다.

❶ 바닥에 다리를 펴고 앉아 양손은 몸 뒤쪽에 놓는다.

❷ 왼쪽 무릎 아래에 쿠션을 깐다. 쿠션 대신 수건을 둘둘 말아서 사용해도 좋다. 반대쪽
다리는 무릎을 가볍게 세운다.

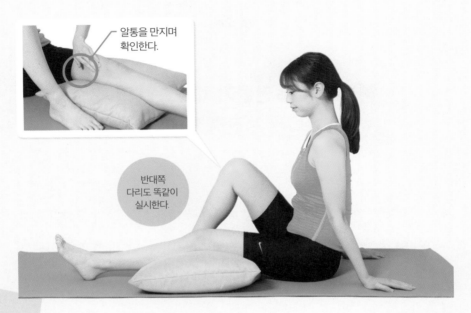

알통을 만지며
확인한다.

반대쪽
다리도 똑같이
실시한다.

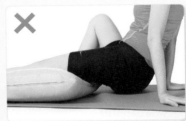

엉덩이가 바닥에서 떨어지면 안 된다.

❸ 쿠션을 누른다는 느낌으로 왼쪽 허벅지에 5초간 힘을 준다. 이때 넙다리네갈래근의 알
통에 힘이 들어가는지 손으로 만져가며 확인한다.

❹ ❸을 10회 반복한다. 반대쪽 다리도 똑같이 실시한다.

허벅지 알통 만들기 체조 3일 만에, 785개 계단을 오르다

제가 출연했던 한 TV 방송에서 통증 때문에 무릎을 꿇고 앉지 못했던 70대 노인이 이 책에서 소개하는 운동 치료 '허벅지 알통 운동'의 효과를 검증한 적이 있습니다. 이 분은 운동을 시작하기 전부터 이렇게 쉽고 간단한 운동이 효과 있을 리 없다고 의심했습니다.

그런데 운동 치료를 시작한 지 3일 만에 변화가 나타났습니다. 통증이 줄었고 무릎을 꿇고 앉을 수도 있게 되었습니다. 그리고 그 다음 주에는 가가와현 고토히라 궁의 본궁까지 785개 계단을 자신의 힘으로 올라가 참배를 드렸습니다. 고토히라 궁에는 가마를 타고 본궁까지 올라가는 서비스가 있는데, 예전에는 가마를 타고 올라가다가도 통증 때문에 중간에 내렸던 것을 감안하면 엄청난 효과였습니다.

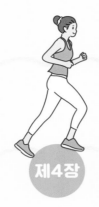

제4장

오래 걷는 무릎을 만드는
1분 체조

구로사와 히사시

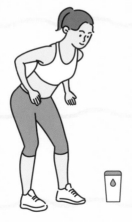

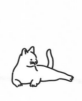

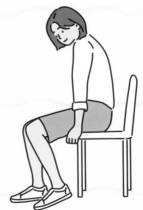

자연스럽게 걸어야
더 오래 걸을 수 있다

국제골관절염학회가 퇴행성 무릎 관절염의 치료법으로 권장하는 '유산소 운동' 중에서도 가장 많이 권유하는 운동이 걷기입니다. 저 또한 무릎 통증을 호소하는 환자에게 제가 만든 무릎 체조인 '다리 올리기' 체조와 함께 적절한 걷기 운동을 꾸준히 실천하라고 권유합니다.

유산소 운동을 하면 혈액순환이 좋아져 무릎에 산소와 영양이 충분히 공급됩니다. 또한 염증의 원인인 염증성 사이토카인의 생성이 억제되거나 항염증성 사이토카인이 생성되어 통증 물질을 밀어내 통증을 가시게 합니다.

걷기는 무릎 통증을 개선하는 데 매우 효과적인 유산소 운동이지만 무조건 많이 걷는다고 다 좋은 것은 아닙니다. 무릎에 통증을 느끼는 환자는 무릎이 정상적인 상태가 아니기 때문에 무릎에 부담이 가지 않게 걸어야

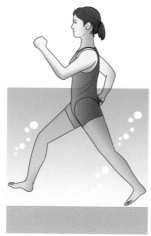 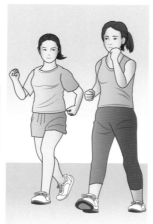

수영장에서 하는 수중 걷기   밖에서 하는 걷기

합니다. 성큼성큼 하루에 1만 보나 활보하는 '파워 워킹'은 무릎이 아픈 환자에게 추천하지 않습니다. 파워 워킹은 무릎이 튼튼한 사람이 체력을 키우기 위해 하는 운동으로 무릎이 아픈 환자에게는 오히려 부담이 되고 연골의 마모를 진행시켜 염증이 악화됩니다.

통증이 있는 사람은 관절 연골의 마모를 방지하기 위해 하루에 5000~6000보 미만으로 걸어야 합니다. 천천히 걸어도, 보폭이 좁아도, 몸이 좌우로 흔들려도, 발을 끌어도 괜찮습니다. 본인이 통증을 느끼지 않을 정도면 충분합니다. 만약 수영장에 다닌다면 수중 걷기를 권합니다. 물의 부력이 무릎에 부담을 덜어주기 때문에 물속에서는 오래 걸어도 괜찮습니다.

걷기는 무릎 통증을 개선하는 데 효과적인 운동이지만, 통증을 참아가면서까지 걸어서는 안 됩니다. 무릎 관절에 부담을 주면 증상이 악화되어 오히려 역효과가 나타납니다.

무릎에 통증을 느끼는 사람에게 추천하는 운동은 '자연스러운 걷기'입니다. 다시 말해 통증을 느끼지 않는 걷기입니다. 예를 들어 허리가 굽어도, 보폭이 좁아 비틀비틀 걸어도, 몸이 좌우로 흔들려도, 발을 질질 끌며 걸어도 괜찮습니다. 통증 없이 조금이라도 편하게 걸을 수 있으면 됩니다.

그런데 정형외과에서는 "척추를 똑바로 세우고 가슴을 펴고 걸으세요"라고 알려줍니다. 젊어서 다리가 튼튼한 사람은 그렇게 걸어도 괜찮지만, 무릎에 통증을 호소하는 환자에게 맞는 걸음걸이라고는 할 수 없습니다. 환자마다 통증과 증상이 다르므로 재활 치료를 위한 보행 지도는 참고만 하길 바랍니다.

무릎 통증이 있는 사람이 걸을 때는 통증이 생기지 않게 걷는 것도 중요하지만, 오래 걷지 않는 것도 중요합니다. 일반적으로 건강을 위해서는 하루에 1만 보 정도 걷는 것이 좋다고 하는데, 한 연구에 의하면 중장년층의 경우 하루에 8000보를 걷는 것과 그 이상 걷는 것은 큰 차이가 없다고 합니다. 오히려 매일 1만 보씩 걸으면 무릎과 허리가 망가질 수 있으니 반드시 주의해야 합니다.

무릎이 아픈 사람은 관절 연골의 마모를 방지하기 위해 걸음 수를 6000보 미만으로 줄여야 합니다. 또한 그 이하로 걸었는데도 통증이 나타나면 참지 말고 멈춰서 휴식을 취해야 합니다. 통증이 가라앉으면 천천히 집으로 되돌아갑니다.

무릎 통증 때문에 걷기 자체에 불안을 느끼는 사람에게는 밖이 아닌 실내에서 가볍게 할 수 있는 '책상 잡고 제자리걸음' 체조를 권합니다. 무릎에 가해지는 부담을 줄이기 위해 책상(흔들리지 않는 의자 등받이도 가능)을 잡고, 체중을 실은 상태에서 몸을 살짝 앞으로 숙인 자세로 제자리걸음을 합니다.

책상 잡고 제자리걸음

1세트 → 1분 동안 제자리걸음 반복   목표 → 하루에 2~3세트

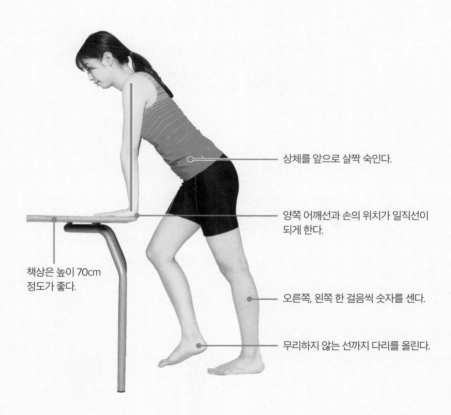

상체를 앞으로 살짝 숙인다.

양쪽 어깨선과 손의 위치가 일직선이 되게 한다.

책상은 높이 70cm 정도가 좋다.

오른쪽, 왼쪽 한 걸음씩 숫자를 센다.

무리하지 않는 선까지 다리를 올린다.

❶ 책상 앞에 서서 양쪽 손바닥을 책상에 올린다. 손목과 양쪽 어깨선이 일직선이 되도록 상체를 앞으로 살짝 기울인다.

❷ 책상에 체중을 싣고, 무리하지 않는 정도까지 양쪽 발을 번갈아 올려가며 제자리걸음을 한다.

제자리걸음을 할 때
주의해야 할 7가지

걷기는 무릎 통증 치료에서 가장 효과적인 운동이지만 아직 통증이 남아 있거나 밖에서 걷는 것이 불안하다면 억지로 밖에 나가 걷지 않아도 괜찮습니다. 앞에서 알려드린 '책상 잡고 제자리걸음' 체조로 다리의 근력을 유지할 수 있습니다. 1회 1분을 목표로 설정하고 조금씩 횟수를 늘려갑니다. 익숙해지면 책상을 잡지 않고 제자리걸음을 해보세요.

제자리걸음으로 무릎에

> **익숙해지면 맨몸으로 제자리걸음**

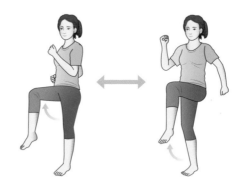

'책상 잡고 제자리걸음' 체조가 익숙해지면, 아무것도 잡지 않고 제자리걸음을 도전해보자.

통증이 사라지면 그 다음에는 그냥 걷습니다. 통증이 있는 사람은 다리가 뻣뻣해 걷기 힘든데 그럴 때는 걷기 전에 잡고 하는 제자리걸음을 실시하면 무릎이 부드러워지므로 꼭 해보길 바랍니다.

그 외에 주의해야 할 몇 가지를 소개합니다.

① **걷기 전과 후에는 스트레칭:** 중장년층은 근육의 유연성이 약하고 굳어져 있다. 걷기 전과 후에는 무릎 굽혔다 펴기, 제자리걸음 등의 스트레칭을 실시한다.

② **걷기 전용 신발 신기:** 쿠션 성능이 좋아 무릎에 부담을 낮춰준다.

③ **가능하면 평지 걷기:** 내리막길이나 계단은 무릎에 부담이 많이 가기 때문에 언덕길이나 산길, 돌계단이나 육교는 피하고 가능한 한 평지를 걷는다.

④ **적절한 수분 보충:** 걷다 보면 체온이 올라 땀이 난다. 탈수 증상을 예방하기 위해 물이나 음료수를 휴대하고 다니며 수분을 보충한다.

⑤ **무릎이 아프기 시작하면 멈추기:** 걷는 도중에 무릎이 아프다면 참으면서 걷지 말고 잠시 쉬었다가 되돌아간다.

⑥ **이른 아침이나 저녁에 걷기:** 고령자는 체온 변화를 느끼기 어려운 탓에 더우면 열사병에 노출될 위험성이 높다. 햇볕이 강한 한낮은 피하고 선선한 시간대에 걷기를 추천한다.

⑦ **컨디션 확인:** 평소보다 땀을 더 흘리지는 않는지, 가슴이 두근거리지는 않는지, 피곤하지 않은지 컨디션을 확인하고, 이상을 느낀다면 당분간 걷기를 중단했다가 컨디션이 회복되면 무리하지 않는 범위에서 다시 시작한다.

제자리걸음으로 무릎의 부종을 해결해, 다도 교실을 다시 운영하다

도쿄에서 다도 교실을 운영하던 시라카와 요시미 씨(74세, 가명)는 4년 전쯤 다도 연습을 위해 꿇어앉았을 때 양쪽 무릎에 강한 통증을 느낀 다음부터 무릎을 꿇고 앉을 수 없게 되었고 결국 다도 교실 문을 닫았습니다.

정형외과에서 퇴행성 무릎 관절염 중기에서 말기 사이라는 진단을 받고, 비스테로이드성 항염증제와 붙이는 약을 처방받아 그날부터 재활 치료와 더불어 2주 간격으로 히알루론산 관절 주사를 맞았습니다. 하지만 증상이 좀처럼 개선되지 않아 6개월 후 다시 큰 병원을 찾았고, 인공 관절 치환술을 제안받았습니다. 앞으로 무릎을 꿇을 수 없다는 사실과 뼈를 깎아야 하는 수술에 불안은 느낀 시라카와 씨는 저희 병원을 찾아왔습니다.

저는 우선 무릎의 부종을 해소하기 위해 아이스팩으로 무릎에 냉찜질을 하도록 권하고, 비스테로이드성 항염증제와 동일한 성분이 포함된 바르는 약을 처방했습니다. 더불어 '다리 올리기' 체조를 비롯해 무릎 체조를 집에서 매일 할 것을 권유했습니다.

한 달 후, 부종은 조금 남았지만 통증이 감소되었고 지팡이 없이 걸을 수 있을 정도로 좋아졌습니다. 그때부터 시라카와 씨는 걷기 운동을 했습니다. 우선 하루에 1분씩 '책상 잡고 제자리걸음' 체조부터 시작했어요. 처음에는 다리가 뻣뻣해 생각대로 움직일 수 없었지만 조금씩 통증 없이 다리를 움직일 수 있게 되었습니다.

일주일 후, '책상 잡고 제자리걸음'과 함께 하루에 5000보 미만으로 걷기 시작했습니다. 많이 걷지 않도록 주의해가며 걸은 결과, 3개월 후에는 무릎 부종이 가라앉고 통증도 크게 개선되었으며 넙다리네갈래근의 근육량도 늘어났습니다. 6개월 후에는 양쪽 무릎의 가동 범위가 145도까지 회복되었고, 비록 보조 의자의 도움을 받아야 했지만 다다미 위에 꿇어 앉을 수 있게 되면서 다도 교실 문도 다시 열게 되었습니다.

시라카와 씨가 이후에 병원을 찾아왔을 때는 '다리 올리기'와 '책상 잡고 제자리걸음' 체조를 꾸준히 실시한 덕분인지 무릎 관절의 변형은 거의 진행되지 않았습니다. 지금도 무릎을 구부리거나 펴는 데 불편함이 없고, 바닥에 앉아도 무릎 통증이 나타나지 않습니다.

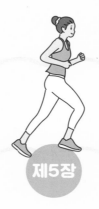

제5장

무릎을 자유롭게
움직이게 하는 1분 체조

● 구로사와 히사시 ●

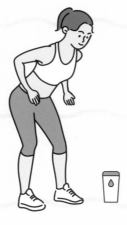

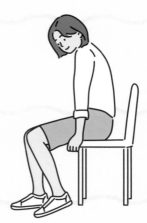

무릎 구부리기를 피하면
오히려 무릎이 뻣뻣해진다

퇴행성 무릎 관절염이 진행되면 무릎이 잘 구부러지지 않습니다. 통증 때문에 무릎을 충분히 구부릴 수 없고, 무릎을 꿇고 앉거나 쭈그려 앉을 때 불편합니다. 퇴행성 무릎 관절염을 앓는 사람이 무릎을 구부리지 못하는 이유는 무릎 관절 주변의 인대, 관절주머니, 넙다리네갈래근과 같은 뼈나 관절을 둘러싸는 부드러운 조직이 수축되어 있기 때문입니다.

무릎 관절 주변의 연부 조직이 수축되면 무릎을 구부릴 때 저항이 생겨 가동 범위가 좁아집니다. 한번 구축된 무릎 관절 주변 연부 조직의 유연성은 쉽게 되돌릴 수 없습니다. 그렇다고 통증 때문에 안정을 취하면서 최대한 무릎을 사용하지 않으면 무릎의 가동 범위가 더욱 좁아져 무릎을 구부리지 못하게 됩니다.

그래서 퇴행성 무릎 관절염을 앓는 사람은 무릎을 구부리는 스트레칭을 통해 무릎 관절의 가동 범위를 넓히는 것이 중요합니다. 국제골관절염학회에서도 무릎 관절의 가동 범위 확대 훈련을 중요하게 여깁니다. 그러나 대부분의 환자는 무릎을 구부릴 때 통증이 나타나기 때문에 꾸준히 스트레칭을 하기 어렵죠. 그렇기 때문에 무리하지 않는 범위에서 통증이 생기지 않게 실시해야 합니다.

제가 환자에게 권하는 방법은 욕조 안에서 하는 '서서히 굽혔다 펴기'입니다. 목욕 중 무릎을 충분히 따뜻하게 만든 상태에서 실시하는 '서서히 굽혔다 펴기'는 무릎 주변의 근육과 인대의 구축을 풀어주기 때문에 무릎의 가동 범위를 넓히는 데 매우 효과적입니다.

정형외과에서 시행하는 보존 치료 중 하나로 환부를 따뜻하게 하는 '온열 치료'가 있습니다. 환부를 따뜻하게 함으로써 근육과 인대의 긴장을 풀

> **무릎의 가동 범위**

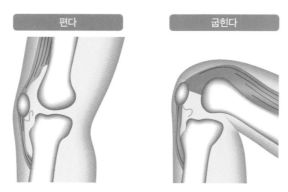

무릎은 굽히거나 펼 수만 있다. 구부리는 각도는 무릎을 꿇었을 때 150도 전후, 쭈그리고 앉았을 때 120도 전후, 보행 시 60도 전후다.

어 가동 범위를 쉽게 넓힐 수 있습니다. 또한, 혈액순환이 좋아져 통증의 원인이 되는 통증 유발 물질 제거를 촉진해 통증을 가볍게 하죠.

　서서히 굽혔다 펴기는 경증의 경우와 중증의 경우 두 가지 방식이 있습니다. 무릎 뒤와 엉덩이 사이에 주먹 한두 개가 들어갈 정도로 무릎이 굽어지는 사람은 경증용 방식, 무릎을 90도밖에 굽히지 못하는 사람은 중증용 방식을 시행합니다. 목욕 중에 하는 운동은 체온이 올라 현기증을 일으킬 수 있으므로 서서히 굽혔다가 펴기는 2회만 반복합니다.

서서히 굽혔다 펴기

1세트 → 1분 동안 ❶~❹ 1회 반복   목표 → 하루에 1~2세트
대상 → 무릎 뒤와 엉덩이 사이에 주먹 1~2개가 들어갈 만큼 굽혀지는 사람

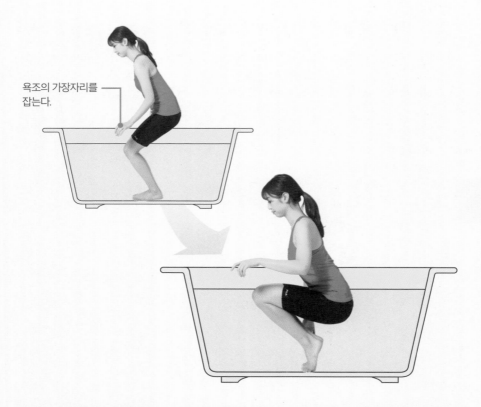

욕조의 가장자리를
잡는다.

❶ 뜨거운 물에 몸을 담갔다가 몸이 따뜻해지면 욕조의 가장자리를 양손으로 잡고, 발뒤
꿈치를 들며 무릎을 천천히 깊게 구부린다.

❷ 통증이 생기지 않는 범위까지 무릎을 깊게 굽혔다가 양손으로 욕조의 가장자리를 잡은
상태에서 천천히 10까지 센다. 통증 없이 꿇어앉을 수 있는 사람은 무릎을 꿇고 앉아도
좋다.

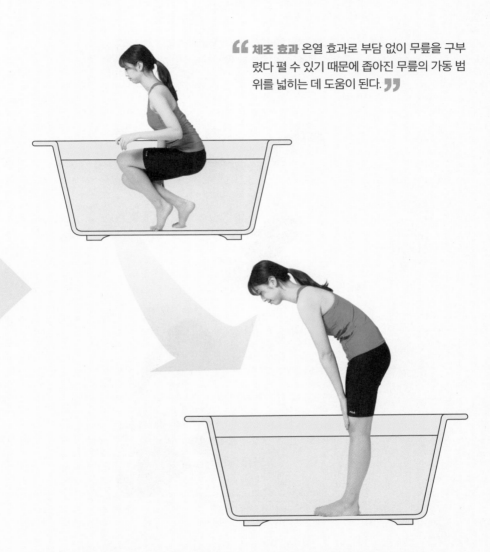

❸ 욕조의 가장자리를 잡고 체중이 무릎에 실리지 않게 주의하면서 천천히 일어난다.

❹ 양손을 무릎에 대고 무릎을 펼 수 있는 데까지 펴고 무릎을 10번 누른다.

무릎 구부리기 체조 ❷ 중증용
서서히 굽혔다 펴기

1세트 ➔ 1분 동안 ❶~❹ 1회 반복   목표 ➔ 하루에 1~2세트

대상 ➔ 무릎을 90도밖에 굽히지 못하는 사람

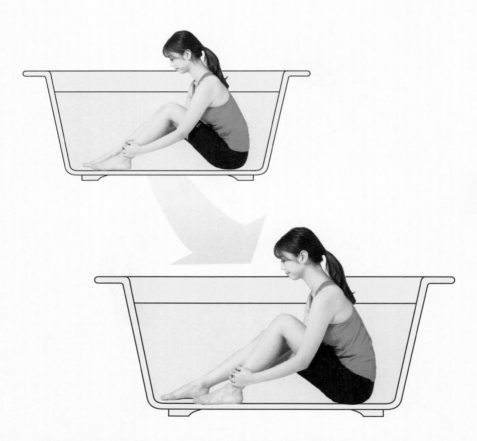

❶ 뜨거운 물에 몸을 담갔다가 몸이 따뜻해지면 양손으로 한쪽 발목을 잡는다.

❷ 양손으로 발목을 잡고 통증이 나타나지 않는 범위까지 다리를 몸 쪽으로 당긴 후, 그 상태로 천천히 10을 센다. 반대쪽 다리도 똑같이 실시한다.

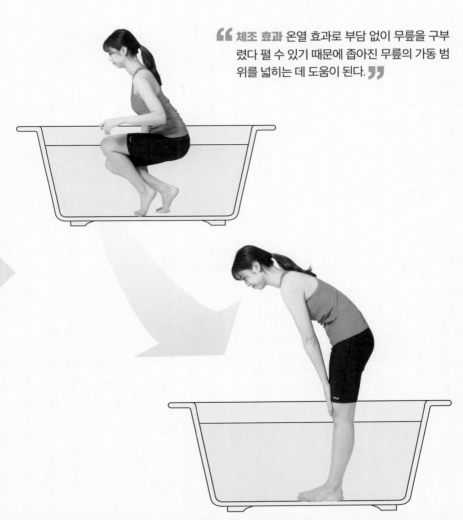

> **체조 효과** 온열 효과로 부담 없이 무릎을 구부
> 렸다 펼 수 있기 때문에 좁아진 무릎의 가동 범
> 위를 넓히는 데 도움이 된다. "

❸ 욕조의 가장자리를 잡고, 발뒤꿈치를 들고 체중이 무릎에 실리지 않게 주의하면서 천천히
　일어난다.

❹ 무릎에 양손을 올리고 무릎을 펼 수 있는 데까지 펴고 무릎을 10번 누른다.

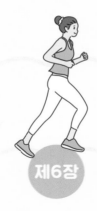

제6장

무릎뼈 아래 지방층을
풀어주는 1분 체조

● 와타나베 아쓰야 ●

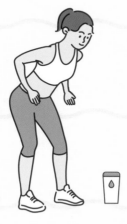

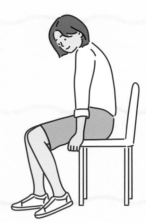

무릎 통증의 원인은 무릎뼈 아래 지방층에 있다

무릎 통증을 호소하는 환자의 90퍼센트 이상은 무릎 관절이 변형되면서 생기는 퇴행성 무릎 관절염을 앓고 있습니다. 퇴행성 무릎 관절염은 무릎 연골이 닳아 관절이 변형되면서 생기는 질병입니다. 하지만 퇴행성 무릎 관절염이 유발하는 무릎 통증은 무릎 연골의 마모나 마찰에 의해 생기는 것은 아닙니다.

무릎 연골에는 통증을 느끼는 신경이 지나가지 않습니다. 그러므로 연골이 마모되더라도 통증을 느끼진 못하죠. 퇴행성 무릎 관절염에 의한 무릎 통증은 대부분 무릎 관절을 뒤덮고 있는 관절주머니 안쪽(윤활막)의 염증에서 비롯됩니다. 무릎 연골, 반달 연골이 마모되면서 미세한 연골 조각이 윤활막을 자극하면 '염증성 사이토카인'이라 불리는 생리 활성 물질이 분비되어 윤활막염이 생깁니다. 바로 이 윤활막염이 무릎 통증의 주원인입

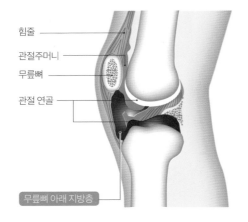

힘줄

관절주머니

무릎뼈

관절 연골

무릎뼈 아래 지방층

무릎뼈 아래 지방층은 무릎뼈 아래에 있는 지방 조직으로 주변이 막으로 둘러싸인 부드러운 조직이다. 무릎뼈 아래 지방층에는 수많은 신경 조직이 지나기 때문에 통증에 민감하며, 무릎에 통증을 일으킨다는 사실이 최신 연구에서 밝혀졌다.

니다. 그런데 최근 윤활막염 외에도 무릎 통증을 유발하는 조직이 있다는 사실이 알려지면서 주목받고 있습니다. 바로 '무릎뼈 아래 지방층'입니다.

무릎뼈 아래 지방층은 이름 그대로 무릎뼈 아래에 있는 지방 조직으로 매우 부드러운 조직입니다. 이 조직에는 작은 혈관과 수많은 신경이 있는데, 무릎뼈 아래 지방층이 통증에 민감해 무릎 통증을 일으킨다는 사실이 최근 연구에서 밝혀졌습니다. 무릎뼈 아래 지방층 연구는 전 세계에서 실시되고 있습니다. 미국 스탠포드대학의 제이슨 드라구 박사는 2012년 이후 무릎뼈 아래 지방층의 기능 및 통증 메커니즘에 대해 수많은 연구 성과를 발표하며, 무릎뼈 아래 지방층에 무릎 통증의 원인이 있다는 사실을 널리 알렸습니다.

무릎뼈 아래 지방층은 무릎뼈와 넙다리뼈, 정강뼈의 틈을 메꾸는 존재

로 무릎뼈과 넙다리뼈 사이의 쿠션 역
할을 하며 무릎에 가해지는 충격을 흡
수합니다.

무릎 관절이 염증을 일으키면 무릎
뼈 아래 지방층도 영향을 받아 붓거나
부피가 커집니다. 무릎뼈 아래 지방층
에는 수많은 신경이 지나기 때문에 무
릎 관절에 염증이 생겨 무릎뼈 아래 지
방층이 부으면 무릎뼈 아래 지방층 신
경을 통해 강한 통증을 느끼게 됩니다.

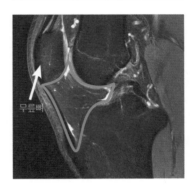

무릎뼈

정상적인 무릎뼈 아래 지방층의 MRI 촬영 영
상(빨간 선으로 표시한 부분). 무릎뼈 아래 지
방층 상태는 MRI 검사와 초음파 검사로 확인
할 수 있다.

또한, 염증이 가라앉으면 무릎뼈 아래 지방층의 부피도 작아져 통증도 가
라앉습니다.

이처럼 무릎뼈 아래 지방층이 직접 염증을 일으켜 통증이 나타난다기보
다 무릎 관절 염증이 무릎뼈 아래 지방층을 통해 통증을 일으킨다는 주장
이 최근 의학계의 전반적인 의견입니다.

무릎뼈 아래 지방층이 직접적으로 염증을 일으켜 통증을 유발한다는 의
견도 있지만, 그 경우에도 무릎뼈 아래 지방층 자체에 문제가 있어 염증을
일으킨다기보다 주변 염증이 영향을 미친 결과입니다.

무릎뼈 아래 지방층 상태는 MRI나 초음파 검사로 확인할 수 있으며, 염
증이 생기거나 섬유화된 경우도 영상을 통해 알 수 있습니다. 무릎뼈 아래

지방층에 대해서는 아직 알려지지 않은 부분도 많지만, 앞으로 연구가 진행되고 있으므로 무릎 통증 개선에 효과적인 치료법이 발견되기를 기대하고 있습니다.

지방층의 염증이 장기화되면
통증이 심해진다

무릎뼈 아래 지방층은 신경이 지나지 않는 무릎 연골과 달리 수많은 신경이 지나는 조직입니다. 무릎 관절이 염증을 일으키면 무릎뼈 아래 지방층은 염증의 영향을 받아 붓고, 통증을 일으킵니다. 무릎 관절 염증이 가라앉으면 무릎뼈 아래 지방층의 부종과 함께 통증도 가라앉습니다. 무릎 관절의 염증이 1~3년 정도 오랜 시간 이어지는 경우가 있습니다. 이처럼 염증이 장기화되면 원래 부드럽고 연한 무릎뼈 아래 지방층이 섬유화가 진행되면서 딱딱해집니다.

섬유화된 조직은 인대나 근육과 유착되어 충격을 흡수하는 쿠션 역할을 제대로 하지 못합니다. 그로 인해 무릎을 자연스럽게 구부리거나 펴기 힘들고 통증까지 느끼게 되죠. 그리고 무릎뼈 아래 지방층이 섬유화되어 생기는 또다른 문제는 통증을 전달하는 신경이 늘어나는 것입니다.

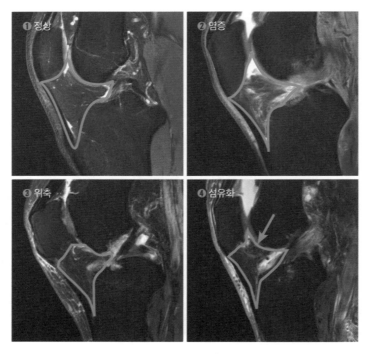

정상적인 무릎뼈 아래 지방층(사진❶)에서는 균일하고 커다란 지방층(빨간색 선으로 표시한 부분. 이하 동일)이 확인된다. 염증이 생긴 모습(사진❷)에서는 일부 액체가 고여 있는 부분이(하얀 부분) 보인다. 위축이 일어난 상태(사진❸)는 무릎뼈 아래 지방층 전체가 작아져 있다. 섬유화가 진행된 상태(사진❹)는 빨간색 화살표 부분으로 검고 거친 섬유로 바뀌어 있다.

무릎뼈 아래 지방층이 섬유화되어 딱딱해지면 '혈관 신생'이 진행됩니다. 혈관 신생이란 기존의 혈관에 새로운 혈관이 생겨 혈관망이 만들어지는 현상을 말합니다. 실제로 우리 몸은 새로운 혈관이 생기면 신경 섬유가 혈관을 따라 뻗어가는 구조를 갖고 있습니다. 즉 혈관이 늘어나면 신경도 함께 증가하고 늘어난 신경을 통해 통증 신호가 뇌에 전달되면서 무릎 통중을 더욱 강하게 느끼게 됩니다.

다만 새로 생긴 신경은 기존의 신경보다 기능이 약하기 때문에 욱신거리는 통증보다 신경질적인 통증, 찜찜하고 예민한 통증인 경우가 많습니다. 게다가 새롭게 생긴 신경이 통증을 느끼고 척수와 뇌까지 통증에 반응하게 되면서 항상 통증을 느끼게 됩니다. 무릎뼈 아래 지방층의 통증 치료법으로는 통증을 차단하는 '블록 주사'를 주로 사용합니다.

무릎 힘줄을 누르면
지방층의 상태를 확인할 수 있다

무릎뼈 아래 지방층은 무릎 관절에 존재하는 점성이 있는 부드러운 조직입니다. 그런데 무릎 관절의 염증이 장기화되면 무릎뼈 아래 지방층의 조직이 섬유화되어 유연성을 잃게 되고, 이상한 신경 섬유들이 늘어나 통증을 일으킵니다.

무릎뼈 아래 지방층이 섬유화되는 원인은 다음과 같습니다.

① **무릎 장애:** 반달 연골 손상, 퇴행성 무릎 관절염, 무릎 수술 등.

② **비만:** 체중 증가로 무릎에 가해지는 부담이 커진다.

③ **오래 걷기, 달리기 등 과도한 운동으로 인한 과부하:** 과도한 운동은 무릎에 부담이 된다.

물론 운동 부족도 무릎뼈 아래 지방층에는 악영향을 미친다.

④ **노화:** 노화도 무릎뼈 아래 지방층 섬유화의 원인이다.

⑤ **나쁜 자세·동작**: 나쁜 자세나 동작은 무릎에 좋지 않다.

⑥ **부상 등의 외상**: 무릎에 강한 충격을 받는 경우.

누구나 쉽게 무릎뼈 아래 지방층 상태를 확인하는 방법을 알려드립니다. 무릎뼈와 정강뼈를 잇는 무릎 힘줄을 손가락으로 눌러 확인하는 방법입니다. 무릎뼈 아래 지방층은 넙다리뼈, 정강뼈, 무릎뼈, 무릎 힘줄에 둘러싸여 있습니다. 무릎 힘줄이란 무릎뼈와 정강뼈를 잇는 힘줄입니다. 무릎뼈 아래 지방층은 무릎 힘줄 바로 밑에 두껍게 존재하기 때문에 무릎 힘줄을 누르면 양쪽이 볼록하고 부드럽게 올라옵니다.

하지만 지방층이 건강한 상태가 아니라면 부드럽게 올라오지 않습니다. 무릎뼈 아래 지방층이 섬유화되면 무릎 힘줄을 눌러도 반응하지 않거나 통증이 느껴질 때가 있습니다. 이런 경우는 무릎뼈 아래 지방층이 무릎 통증의 주요 원인일 가능성이 있습니다. 사람에 따라 다르기 때문에 가능성으로만 생각하길 바랍니다.

무릎 힘줄 누르기는 무릎뼈가 아닌 무릎 힘줄을 누르는 것이 핵심입니다. 무릎을 편 상태에서 무릎을 누르면 무릎 힘줄 주변이 올라오는데 이것은 관절에 찬 물이 올라온 것이지 무릎뼈 아래 지방층이 올라오는 것은 아닙니다. 무릎 통증의 원인이 무릎뼈 아래 지방층일 가능성이 크다면 지금부터 소개하는 '무릎 흔들기' 체조를 해보길 바랍니다. 섬유화가 일어나 딱딱해진 무릎뼈 아래 지방층을 부드럽게 만들고, 인대와 근육의 유착을 끊

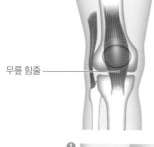

무릎 힘줄

무릎 힘줄이란
무릎뼈와 정강뼈를 잇는 힘줄이다. 바닥에 무릎을 대고 머리부터 무릎까지
일직선으로 만들었을 때 지면에 닿는 부분이다.

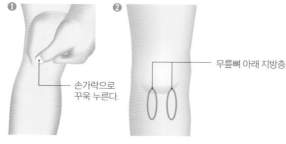

❶

❷

손가락으로
꾸욱 누른다.

무릎뼈 아래 지방층

❶ 무릎을 쭉 편 상태에서 손가락으로 무릎 힘줄을 꾸욱 누른다. 무릎뼈가 아닌 무릎뼈 아래를 누르는 것이 포인트.
❷ 무릎 힘줄 옆에 솟아오른 부분이 무릎뼈 아래 지방층. 건강하다면 부드럽겠지만, 딱딱하거나 통증이 느껴진다
면 '무릎 흔들기'로 풀어준다.

는 데는 '무릎 흔들기'가 매우 효과적입니다. 무릎뼈 아래 지방층이 예전처
럼 부드러워져 유착이 끊어지고 유동성을 되찾으면 무릎 통증은 상당 부
분 개선됩니다.

'무릎 흔들기'는 무릎뼈 아래 지방층을 흔들어 무릎뼈의 움직임을 좋게
만드는 체조입니다. 체조를 해보면 그 자리에서 바로 통증이 가라앉아 무
릎을 굽혔다 펴는 동작이 쉬워지는 것을 느낄 수 있습니다. 무릎뼈 아래 지
방층의 부드러움과 유연성이 회복되면 무릎 통증이 가벼워집니다. '무릎

'흔들기'를 하기 전에는 '무릎 펴기'와 '무릎 구부리기' 체조로 무릎이 부드럽게 움직일 수 있게 스트레칭을 실시하는 것을 추천합니다. 또한 주의할 것은 무릎을 흔들 때 강한 힘을 주면 안 됩니다. 무릎뼈 아래 지방층에 불필요한 부담이 가해지지 않도록 조심하세요.

무릎뼈 아래 지방층을 풀어주는 체조 ❶
무릎 펴기

1세트 ➡ 1분 동안 ❶~❸ 좌우 1회씩　목표 ➡ 하루에 2~3세트

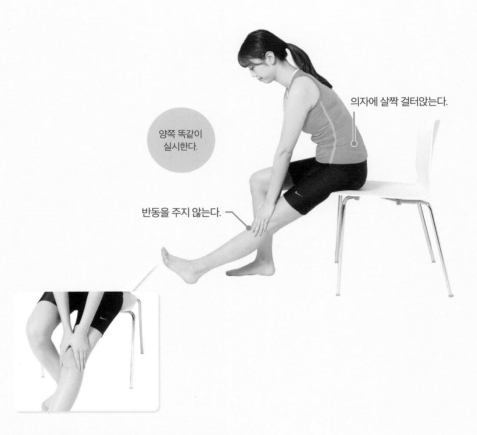

양쪽 똑같이
실시한다.

의자에 살짝 걸터앉는다.

반동을 주지 않는다.

❶ 의자에 살짝 걸터앉아 왼쪽 다리를 쭉 편다.

❷ 양손을 왼쪽 무릎 위에 놓고 무릎을 펴듯이 30초간 가볍게 누른다. 누를 때는 반동을
주지 않는다.

❸ 반대쪽 다리도 똑같이 실시한다.

무릎뼈 아래 지방층을 풀어주는 체조 ❷
무릎 구부리기

1세트 → 1분 동안 ❶~❸ 좌우 1회씩   목표 → 하루에 2~3세트

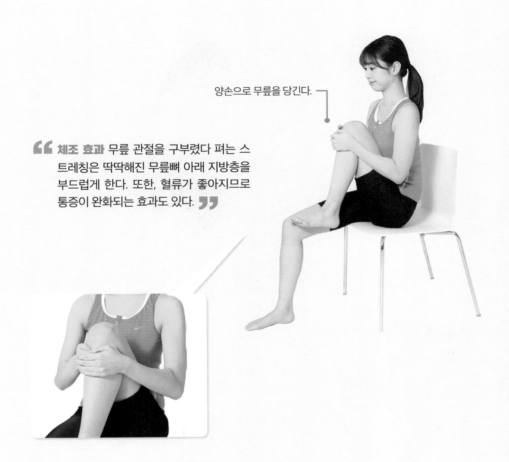

양손으로 무릎을 당긴다.

❝ **체조 효과** 무릎 관절을 구부렸다 펴는 스트레칭은 딱딱해진 무릎뼈 아래 지방층을 부드럽게 한다. 또한, 혈류가 좋아지므로 통증이 완화되는 효과도 있다. ❞

❶ 척추를 곧게 펴고 의자에 깊숙이 앉는다.
❷ 왼쪽 무릎을 구부린 상태에서 양손으로 잡고 가슴 쪽으로 끌어당겨 30초간 유지한다.
❸ 반대쪽 다리도 똑같이 실시한다.

무릎뼈 아래 지방층을 풀어주는 체조 ❸

무릎 흔들기

1세트 → 1분 동안 ❶~❹ 좌우 10회씩   목표 → 하루에 2~3세트

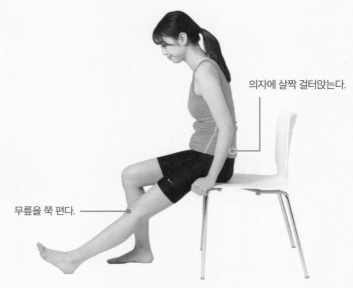

의자에 살짝 걸터앉는다.

무릎을 쭉 편다.

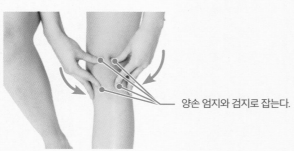

양손 엄지와 검지로 잡는다.

❶ 의자에 앉아 아픈 쪽 무릎을 쭉 편다.
❷ 무릎을 양손 엄지와 검지로 잡는다.

66 **체조 효과** 경직된 무릎뼈 아래 지방층을 흔들어
부드럽게 만들면 무릎 통증이 줄어든다. **99**

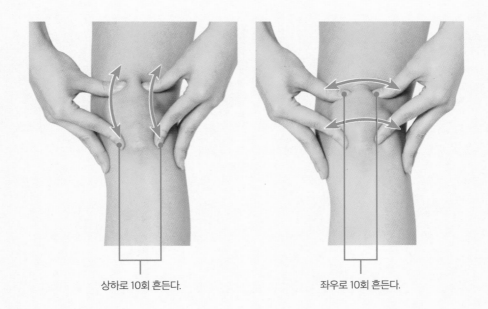

상하로 10회 흔든다.   좌우로 10회 흔든다.

❸ 허벅지에 힘을 빼고 무릎을 상하로 10회 흔든다.

❹ 무릎을 좌우로 10회 흔든다.

❺ ❸~❹ 과정을 1세트로, 하루에 2~3세트를 목표로 실시하고 무릎이 아플 때마다 수시로
실시한다.

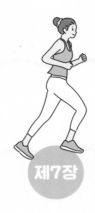

제7장

무릎에 가해지는
충격을 줄이는 1분 체조

● 와타나베 아쓰야 ●

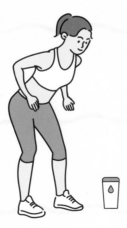

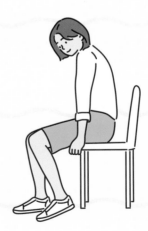

무릎 관절 연골에서
가장 중요한 성분은 뭘까

우리 몸은 허벅지로 상체를 지지하기 때문에 무릎 관절은 작은 동작에도 강한 충격을 받습니다. 무릎에 가해지는 부담을 완화하기 위해 넙다리뼈와 정강뼈가 접하는 부분의 표면은 관절 연골로 뒤덮여 있으며 그 사이에 있는 반달 연골이 쿠션 역할을 합니다. 그런데 관절 연골과 반달 연골은 나이가 들면서 딱딱해지고 쿠션 기능을 잃으면서 닳기도 하고 작은 상처들이 생기기도 하죠. 그런 상태에 강한 부담이 더해지면 연골의 마모가 진행되어 무릎 관절이 변형됩니다.

연골의 쿠션 기능을 만드는 가장 중요한 성분이 '프로테오글리칸'입니다. 최근 몇 년 동안 프로테오글리칸 연구가 진행되었는데 그 결과, 무릎 통증이 생긴 사람은 그렇지 않은 사람에 비해 관절 연골의 프로테오글리칸 양이 감소했다는 사실이 밝혀졌습니다. 프로테오글리칸이 감소하면 쿠

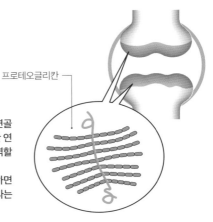

프로테오글리칸 ──

프로테오글리칸은 관절 연골을 구성하는 성분이다. 관절 연골을 구성하는 성분들 중에서 3~5퍼센트밖에 존재하지 않지만 연골 안에 수분을 저장하며, 무릎 관절 연골에서 가장 중요한 역할인 쿠션 기능을 만드는 성분이다.
최근 연구에서 무릎 관절 연골에 프로테오글리칸이 감소하면 쿠션 기능이 약해지고 그로 인해 무릎 통증이 발병하기 쉽다는 사실이 밝혀졌다.

선 기능이 약해지고, 그로 인해 퇴행성 무릎 관절염이 발병하며 진행 속도도 빨라집니다.

이쯤에서 프로테오글리칸에 대해서 자세히 설명하겠습니다. 관절 연골은 수분, 콜라겐, 히알루론산, 프로테오글리칸으로 구성되어 있습니다. 그중 수분과 콜라겐이 관절 연골의 80퍼센트 이상을 차지하며, 프로테오글리칸은 전체의 3~5퍼센트밖에 존재하지 않지만 매우 중요한 역할을 담당합니다.

관절 연골의 형태를 유지하는 뼈대는 그물코처럼 둘러진 콜라겐이 만듭니다. 그물코의 짜임은 히알루론산이 만들며, 프로테오글리칸은 히알루론산에 결합됩니다. 프로테오글리칸은 전기적인 힘으로 물 분자^{H2O}와 연결되는 성질이 있으며, 관절 연골의 60~80퍼센트를 차지하는 수분은 대부분 프로테오글리칸에 저장됩니다. 대개 프로테오글리칸은 물을 충분히 머금은 스펀지 같다고 말하는데, 이렇게 축적된 수분에 의해 관절 연골의 쿠션 기능이 발휘됩니다. 무릎을 굽혔다 펴거나 걸으면서 충격이 가해지면 마치 스펀지를 짰을 때 물이 빠져나가듯 프로테오글리칸에 축적된 수분도 관절 연골 밖으로 밀려 나갑니다. 이때 무릎에 가해지는 힘이 수분을 이동시키는 힘으로 바뀌면서 충격을 흡수합니다.

그러나 무릎 관절의 프로테오글리칸은 다양한 원인에 의해 감소합니다. 주요 원인 중 하나가 '노화'로 40세 전후로 프로테오글리칸이 감소하기

> 프로테오글리칸에 의한 충격 흡수

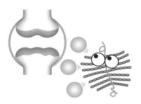

❶ 프로테오글리칸은 전기적인 힘으로 물 분자와 연결되며 물을 충분히 머금은 스펀지처럼 관절 연골 안에 수분을 저장한다.

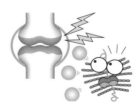

❷ 무릎에 충격이 가해지면 프로테오글리칸에 축적되어 있던 수분이 관절 연골 밖으로 밀려나간다. 무릎에 가해진 힘이 수분을 이동시키는 힘으로 바뀌면서 충격을 흡수한다.

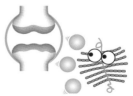

❸ 관절 연골에서 밀려 나온 수분은 잠시 후 연골 안으로 되돌아오며, 프로테오글리칸에 의해 다시 연골 내부에 저장된다.

시작합니다. 특히 여성이 남성에 비해 쉽게 줄어듭니다.

더욱 주목해야 할 원인은 '비만'과 '무릎을 과도하게 사용하는 생활'입니다. 비만인 사람은 무릎에 가해지는 부담이 증가하면 관절 연골 안에 있는 프로테오글리칸이 망가지기 쉽습니다. 또한 통증을 이유로 무릎을 사용하지 않으면 무릎 주변의 혈류가 나빠지고, 연골 세포의 영양 상태가 부족해지면서 프로테오글리칸의 생산도 감소하죠. 하지만 한 번 줄어든 프로테오글리칸을 회복시키지 못하는 것은 아닙니다. 프로테오글리칸은 젊은 세대뿐만 아니라 고령층도 노력에 따라 늘릴 수 있습니다.

저는 프로테오글리칸의 자가 재생법을 만들어 환자들에게 권유하고 있습니다. 프로테오글리칸을 재생하는 체조는 다음에 소개하는 '무릎 가볍게 굽혔다 펴기'입니다. 치바대학 연구의 영상 검사에서 이 체조로 프로테오글리칸이 증가하는 것을 확인했습니다.

프로테오글리칸을 늘리는 체조, '무릎 가볍게 굽혔다 펴기'

감소한 프로테오글리칸을 늘리는 방법으로 가장 먼저 소개하는 체조는 '무릎 가볍게 굽혔다 펴기'입니다. '무릎 가볍게 굽혔다 펴기'는 서 있는 자세에서 부드럽게 힘을 넣었다가 빼며 무릎을 굽혔다가 펴는 간단한 체조입니다. 이 동작만으로도 무릎의 프로테오글리칸을 효과적으로 늘릴 수 있습니다.

'무릎 가볍게 굽혔다 펴기' 체조를 하면 관절 연골에 적절한 자극이 들어갑니다. 그러면 연골 세포에서 만들어진 프로테오글리칸의 신진대사가 활성화되어 새로운 프로테오글리칸을 생성하기 쉬워집니다. 또한 가볍게 무릎을 굽혔다 펴면 혈류가 촉진되어 관절 연골에 영양과 산소를 공급하는 관절액 대사도 증가합니다. 동시에 관절액을 흡수하는 관절 연골의 스펀지 기능 또한 자연스럽게 작동하면서 관절 연골에 신선한 영양과 산소가

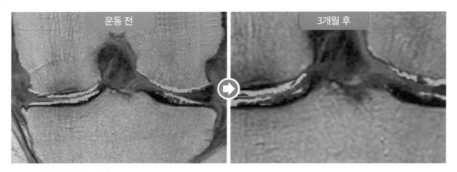

운동 전 | 3개월 후

※무릎을 정면에서 봤을 때의 모습

퇴행성 무릎 관절염(70대 여성) 환자의 왼쪽 무릎 프로테오글리칸 분포를 나타낸 MRI 영상. 무릎 가볍게 굽혔다 펴기를 하자 프로테오글리칸(파란색 영역)이 증가했다.

운반되고, 활성화된 연골 세포가 더욱 많은 프로테오글리칸을 만듭니다. 간단한 체조이지만 효과는 매우 큽니다.

하지만 주의해야 할 점은 무릎을 지나치게 깊숙이 굽혔다 펴면 부담이 커져 오히려 프로테오글리칸이 파괴되고 관절 연골을 손상시킬 수 있다는 것입니다. 그러므로 무릎을 가볍게 굽혔다 펼 때는 허리를 살짝 숙이고, 무릎은 90도 이상 구부리지 않도록 주의해야 합니다. 또한 걷는 데 지장이 없는 사람은 '무릎 가볍게 굽혔다 펴기'를 응용한 '나눠 걷기'를 함께 하면 좋습니다.

'무릎 가볍게 굽혔다 펴기'는 프로테오글리칸을 증가시킬 뿐만 아니라, 무릎을 지탱하는 허벅지 근육을 강화하는 효과까지 얻을 수 있습니다. 또한 허벅지 운동은 체중을 감량하는 데도 도움이 됩니다. 체중이 감량되면 자연스럽게 무릎에 가해지는 통증이 줄어듭니다. '무릎 가볍게 굽혔다 펴기' 체조를 통해 일석이조의 효과를 느껴보세요. 우선 1분부터 시작해보길 바랍니다.

무릎 가볍게 굽혔다 펴기

1세트 → 1분 동안 ❶~❷번 3회 반복   목표 → 하루에 1~3세트

◎ 준비 자세 만들기 ◎

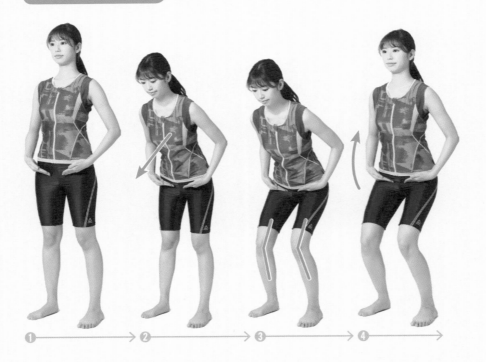

❶ ⟶   ❷ ⟶   ❸ ⟶   ❹ ⟶

❶ 다리를 골반 너비로 벌리고, 발끝과 무릎의 방향을 맞춘다. 샅굴 부위에 양쪽 새끼손가
 락을 붙인다.

❷ 양손을 붙인 상태에서 상체를 살짝 앞으로 숙인다.

❸ 양쪽 무릎을 가볍게 구부린다.

❹ 상체를 똑바로 편다. 이 자세를 익힌 다음 무릎 가볍게 굽혔다 펴기를 시작한다.

체조 효과 무릎 연골에 적절한 자극이 가해져 무릎의 충격 흡수 성분인 '프로테오글리칸'이 증가한다. 🔟

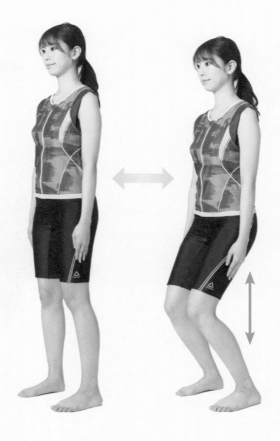

POINT
발끝과 무릎이 나란히 정면을 향하게 한다. 또한 상체가 뒤로 젖혀져 복부가 앞으로 나오지 않도록 주의한다.

❶ 양쪽 팔을 겨드랑이에 붙이고 바르게 선다. 이때 양쪽 무릎은 지나치게 쭉 펴지 않도록 주의한다.

❷ 온몸에 힘을 빼고 미세하게 튕기듯이 1초에 2~3번 왕복하는 속도로 가볍게 다리를 굽혔다 편다.

❸ ❶~❷를 1분간 반복한다.

프로테오글리칸을 늘리는 체조 ❷
나눠 걷기

처음이라면 → 하루 1번, 1분 동안   목표 → 하루 3번, 10분씩

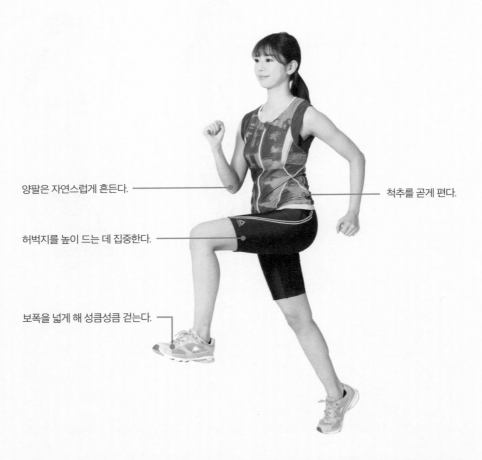

양팔은 자연스럽게 흔든다. ————

———— 척추를 곧게 편다.

허벅지를 높이 드는 데 집중한다. ————

보폭을 넓게 해 성큼성큼 걷는다. ————

하루에 1번 1분 동안 진행한다. 익숙해지면 하루에 3번, 10분씩 진행한다. 빨리 걸을 필요는 없다. 아침 점심 저녁으로 나누어 한 번씩 걷는 것이 가장 좋지만, 자신의 생활 리듬에 맞춰 걸어도 된다.

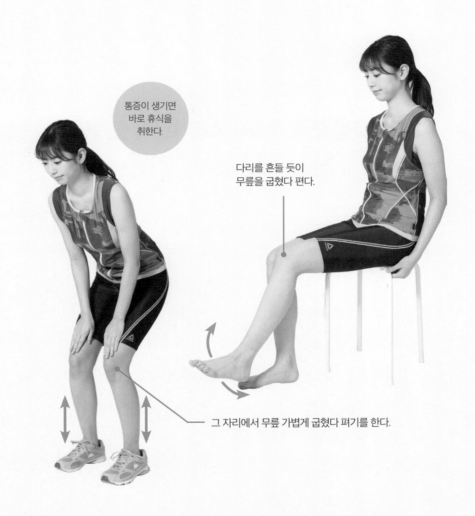

통증이 생기면
바로 휴식을
취한다.

다리를 흔들 듯이
무릎을 굽혔다 편다.

그 자리에서 무릎 가볍게 굽혔다 펴기를 한다.

통증 때문에 걷기 힘든 사람은 그 자리에 서서 '무릎 가볍게 굽혔다 펴기'를 하거나, 의자에 앉아 통증이 있는 쪽 다리를 흔들 듯이 굽혔다 편다. 무릎을 움직이는 데 익숙해지면 '나눠 걷기'를 한다.

체조를 통해 프로테오글리칸이 증가해, 테니스를 다시 시작하다

도쿄에 사는 우치다 기요미 씨(57세, 가명)의 취미는 테니스로, 거의 매주 테니스를 즐겼습니다. 가끔 오른쪽 무릎에 가벼운 위화감을 느꼈지만 통증은 없었고 테니스를 치는 데도 큰 문제가 없었습니다.

작년 초봄, 우치다 씨는 테니스를 치던 도중 왼쪽 발목을 삐끗해 최대한 왼쪽 다리에 힘을 주지 않고 걸어 다녔습니다. 얼마 후 왼쪽 발목의 통증은 가라앉았지만, 오른쪽 무릎 안쪽에 통증이 나타났습니다.

우치다 씨는 가까운 정형외과에서 진찰을 받고 붙이는 약을 처방받아 집으로 돌아왔습니다. 그런데 시간이 지날수록 오른쪽 다리의 통증이 악화되었고, 급기야 테니스를 치기 어려울 정도로 욱신욱신하며 극심한 통증이 나타났죠.

2주가 지나자 오른쪽 무릎이 심하게 부었고 더 이상 참을 수 없던 우치

▶ 우치다 씨의 무릎 상태

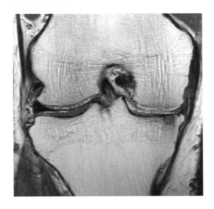

파란색 영역은 프로테오글리칸이 풍부한 상태, 빨간 · 노란색 영역은 프로테오글리칸이 감소된 상태를 나타낸다.
위의 MRI 영상은 우치다 씨의 오른쪽 무릎 정면이다. 안쪽 연골(정면에서 오른쪽)에 경도의 프로테오글리칸 감소가 보인다.

다 씨는 저희 병원으로 찾아왔습니다. 엑스레이로 무릎 안쪽에 초기 퇴행성 무릎 관절염이 진행되고 있는 것을 확인했으나, 엑스레이 소견보다 통증이 심했기 때문에 MRI로 정밀 검사를 실시했습니다. 그 결과, 안쪽 연골에 경도의 프로테오글리칸 감소가 확인되었습니다.

무릎 염증이 심각한 상태였기 때문에 소염진통제를 2주간 처방했습니다. 그리고 통증이 조금 줄어들면 '무릎 가볍게 굽혔다 펴기'와 '나눠

걷기'를 하라고 알려주었습니다. 우치다 씨는 '나눠 걷기'를 1회에 1분부터 시작해 무릎 통증을 확인해가며 조금씩 시간과 횟수를 늘려갔습니다.

운동을 시작하고 3개월 후부터 무릎 통증이 눈에 띄게 좋아졌고, 소염진통제가 필요 없을 정도로 회복했습니다. 재검사 결과에서도 프로테오글리칸이 증가했습니다. 무릎 통증이 사라지면서 예전처럼 테니스를 즐기게 되었습니다. 지금은 '나눠 걷기'를 하지 않지만, 프로테오글리칸이 다시 감소하지 않도록 하루에 한 시간씩 걷기 운동을 하고 있습니다.

무릎 체조와 나눠 걷기로
통증과 부종이 빠르게 줄어들다

치바현에서 음식점을 운영하는 사카모토 하루미 씨(64세, 가명)는 새벽부터 재료 준비를 시작해 밤 9시까지 일을 했습니다. 주로 서서 일을 하는 사카모토 씨는 최근 몇 년 전부터 일어설 때 오른쪽 무릎에 가벼운 통증을 느꼈지만 노화 때문이라고 여기며 그대로 방치했습니다.

그러던 어느 날, 사카모토 씨는 오른쪽 무릎이 왼쪽 무릎에 비해 부어 있다는 것을 알게 되었습니다. 이렇다 할 통증은 없었지만 만일을 대비해 가까운 종합병원에서 검사를 받은 결과, 무릎에 물이 찼다(물관절증)는 의사의 설명을 듣고 물을 빼는 치료를 받았습니다. 이후에는 내복약과 붙이는 약을 사용했음에도, 무릎의 부종은 나아질 기미를 보이지 않아 2주에 한 번 꼴로 물을 빼는 치료를 받았습니다.

2개월 정도 지나자 이번에는 무릎 전체에서 통증을 느낀 사카모토 씨는

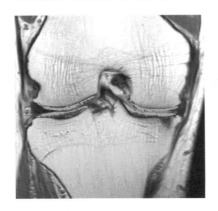

파란색 영역은 프로테오글리칸이 풍부한 상태, 빨간·노란색 영역은 프로테오글리칸이 감소된 상태를 나타낸다.
위의 MRI 영상은 사카모토 씨의 오른쪽 무릎 정면이다. 안쪽 연골(정면에서 오른쪽)에 중등도, 바깥쪽 연골(정면에서 왼쪽)에도 경도의 프로테오글리칸 감소가 보인다.

점차 악화되는 무릎 상태를 걱정하며 저희 병원을 찾아왔습니다. 엑스레이 검사 결과, 무릎 안쪽에 초기 퇴행성 무릎 관절염 소견을 확인했고, 무릎에 물도 차 있었기 때문에 MRI로 정밀 검사를 실시했습니다. 안쪽 연골에 중등도, 바깥쪽 연골에 경도의 프로테오글리칸 감소가 보였습니다. 거기에 안쪽 반달 연골의 손상까지 확인되었습니다.

일할 때는 가능한 한 무릎을 조심해서 쓰고, '무릎 가볍게 굽혔다 펴기'와 '나눠 걷기' 체조를 시작하라고 말했습니다. 그리고 비만 초기인 사카모토 씨에게 식사량도 80퍼센트로 줄이라고 했습니다. 처음에는 1일 1회 1분밖에 하지 못했던 '나눠 걷기'도 조금씩 시간과 횟수를 늘려가자 3개월 후에는 오른쪽 무릎의 통증과 부종이 대부분 사라졌습니다.

5킬로그램 체중 감량도 한몫을 하면서 현재 사카모토 씨의 무릎 상태는 크게 좋아졌고 서서 하는 일도 끄떡없이 하고 있습니다. 재발 방지를 위해 지금도 '나눠 걷기'를 하고 식사량을 조절하고 있습니다.

관절염 때문에 집에만 머물던 환자, 다시 밭일을 시작하다

치바현에서 농사를 짓는 히라다 코우헤이 씨(79세, 가명)는 지금도 건강하게 밭일을 하고 있습니다. 정성으로 키운 채소를 이웃과 지인들에게 나눠주는 것을 워낙 좋아하는 히라다 씨에게 밭일은 노동이라기보다 인생의 낙이었습니다.

몇 년 전부터 다리에 이상을 느꼈고 "요즘 들어 살짝 O자 다리가 된 거 같네"라는 생각이 들었지만 별다른 통증이 없어, 노화 때문이겠거니 대수롭지 않게 넘겼습니다.

그러던 어느 추운 겨울날, 히라다 씨는 밭으로 가던 도중 꽁꽁 언 경사길에서 넘어지면서 허리에 심한 통증을 느꼈습니다. 조금 쉬면 괜찮아질 거라는 생각에 그 상태로 이틀을 보냈지만 통증은 더욱 심해졌고, 병원에 가보라는 가족들의 권유도 있었기에 가까운 정형외과를 찾았습니다.

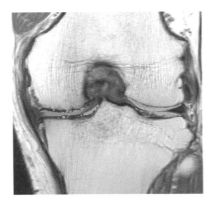

파란색 영역은 프로테오글리칸이 풍부한 상태, 빨간 · 노란색 영역은 프로테오글리칸이 감소된 상태를 나타낸다.
위의 MRI 영상은 히라다 씨의 왼쪽 무릎 정면이다. 안쪽 연골에 고도, 바깥쪽 연골에도 경도의 프로테오글리칸 감소가 보인다.

엑스레이 검사 결과, 흉추압박골절 진단을 받았고 최대한 안정을 취하며 보호대를 착용하라는 말을 들었습니다. 극심한 통증 때문에 히라다 씨는 한 달가량 집에서 거의 움직이지 않고 생활했습니다.

그러자 이번에는 왼쪽 무릎 안쪽이 기름칠이 필요한 기계처럼 뻣뻣해지고 무언가로 찌르는 듯이 아팠습니다. 그리고 무릎을 움직일 때마다 강한 통증과 결림이 나타났습니다. 게다가 한 달간 누워만 있던 탓에 근육이 줄어들면서 다리와 허리는 예전보다 쉽게 피곤해졌습니다.

담당 의사는 왼쪽 무릎에 퇴행성 무릎 관절염 증상이 보인다고 진단했고, 안정을 취하며 일주일에 한 번씩 히알루론산 관절 주사 치료를 받으라고 처방했죠. 그러나 그 후로도 증상이 개선되지 않아 저희 병원을 찾아왔어요.

엑스레이 검사를 통해 무릎 안쪽 연골의 마모와 중등도의 퇴행성 무릎 관절염을 확인했고, MRI 검사로 무릎 안쪽 연골에 고도의 프로테오글리칸 감소와 바깥쪽 연골에 경도의 프로테오글리칸 감소를 확인했습니다. 흉추

골절 당시 안정만 취하며 움직이지 않았던 탓에 줄어든 무릎 주변 근력과 프로테오글리칸 감소가 통증의 원인이었습니다.

저는 히라다 씨에게 무릎에 부담을 주지 않는 '무릎 가볍게 굽혔다 펴기' 체조를 할 것을 당부했습니다. 처음에는 1일 1회 2분 정도로 시작해 조금씩 시간과 횟수를 늘려가자 한 달 후에는 1일 3회 10분씩 할 수 있게 되었습니다.

'무릎 가볍게 굽혔다 펴기'의 효과가 좋았고, 한 달 만에 통증이 가라앉았기 때문에 이번에는 '나눠 걷기'를 시작했습니다. 처음에는 1회 1분으로 시작해 시간과 횟수를 조금씩 늘려갔습니다. 그 결과, 3개월 후 무릎 통증이 대부분 사라졌습니다. 히라다 씨는 아직 허리 통증은 조금 남아 있지만 무리하지 않는 선에서 다시 밭일을 시작해 이웃에게 채소도 나눠줄 수 있게 되었다며 웃으며 소식을 전했습니다.

1일 1회 1분 '나눠 걷기'로, 수술 없이도 오래 걸을 수 있게 되다

도쿄에 사는 사쿠마 테루미 씨(72세, 가명)는 전형적인 O자 다리로 예전부터 양쪽 무릎에 통증이 있었고 무릎도 똑바로 펴지 못했습니다. 지금까지 여러 정형외과에 다니며 진찰을 받았고, 진통제와 관절 주사 치료도 수차례 받았지만 통증이 가라앉았다 나타나기를 반복했습니다.

그러던 어느 날 친척 결혼식에 참석하느라 장거리를 걸었던 것이 화근이었는지 집에 돌아오자마자 무릎에 엄청난 통증이 밀려왔습니다. 그날 이후 지팡이 없이는 걸을 수 없게 되었습니다. 담당 정형외과 의사는 인공관절 수술이 필요하다고 했지만, 가능하면 수술 이외의 방법으로 치료를 하고 싶었던 사쿠마 씨는 다른 방법을 찾고 싶어 매달리는 심정으로 저희 병원을 찾아왔습니다.

엑스레이 검사를 해보니 무릎 안쪽 연골이 거의 닳아 있었고, 강한 변형이 수반된 퇴행성 무릎 관절염을 확인했습니다. 연골의 마모와 더불어 무릎을 똑바로 펴지 못하는 것이 통증의 원인이었습니다. 물은 차 있지 않았기 때문에 강한 염증은 일으키지 않았다고 판단했습니다.

인공 관절 치환술은 피하고 싶다는 환자의 의견을 존중해 운동 치료부터 진행하기로 했습니다. 그러나 심한 통증 때문에 우선 의자에 앉아 무릎을 움직이는 '무릎 가볍게 굽혔다 펴기'부터 시작했습니다. 한 달 정도 지나자 차츰 통증이 가라앉았고, 1회 1분 '나눠 걷기'를 하면서 동시에 '무릎 가볍게 굽혔다 펴기'를 앉아서가 아니라 서서 하기 시작했습니다.

운동 치료를 열심히 한 덕분에 사쿠마 씨의 무릎은 조금씩 펴지기 시작했고, 3개월 후부터는 걸어도 쉽게 피곤해지지 않았고 조금 오래 걸어도 통증이 나타나지 않았습니다. 증상이 개선되고 지팡이 없이도 걸을 수 있게 되면서 자연스럽게 인공 관절 치환술을 할 필요가 없어졌죠.

사쿠마 씨는 지금도 재발 방지를 위해 '나눠 걷기'와 '무릎 가볍게 굽혔다 펴기'를 빠짐없이 실천하고 있습니다. 지금보다 체력을 더 키워 조금 더 오래 걸을 수 있게 되면, 오헨로 시코쿠 88개 사찰 순례 버스 여행을 가는 것이 꿈이라고 했습니다.

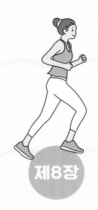

제8장

수술 없이 통증을 완화하는
'발가락 3초 구부리기'

다쓰미 이치로

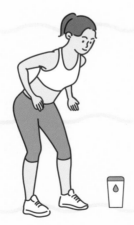

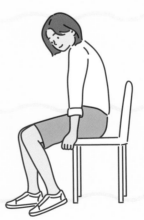

무릎의 든든한 버팀목,
'넙다리네갈래근'을 단련하라

저는 무릎 관절을 주로 진찰하는 정형외과 전문의로서 15년 넘게 약 3800건의 수술을 집도했습니다. 그래서 제가 있는 병원으로 수술을 받고 싶어하는 무릎 통증 환자들이 많이 찾아옵니다. 하지만 환자가 수술을 받고 싶다고 강하게 호소해도 곧바로 수술을 진행하진 않습니다. 중증의 퇴행성 무릎 관절염 환자라도 수술을 검토하기 전에 환자가 할 수 있는 보존 치료를 3개월간 진행합니다.

인간에게는 자신의 몸을 건강한 상태로 되돌리는 힘이 있습니다. 이를 자연 치유력이라고 하죠. 의료는 자연 치유력을 끌어올리는 수단일 뿐, 과도하게 앞서가는 것을 피해야 합니다.

그래서 저는 수술을 원하는 환자에게 우선 보존 치료의 중요성을 설명하고 집에서 3개월 동안 꾸준히 실천하라고 권유합니다. 덧붙여 "인공 무롤 관절은 언제든지 삽입할 수 있습니다. 저는 세계에서 손꼽히는 기술을 갖고 있으니, 수술은 최후의 수단으로 남겨놓고 우선 보존 치료를 성실하게 해봅시다"라고 말합니다.

제가 이렇게까지 보존 치료를 추천하는 이유는 수술을 했을 때 보존 치료를 충분히 하고 수술을 받은 사람의 회복이 더욱 빠르기 때문입니다. 수술은 어디까지나 무릎 통증 치료의 마지막 수단이라고 생각해야 합니다. 놀랍게도 수술을 하지 않고 보존 치료만으로 무릎 통증이 줄어드는 사람이 많습니다.

제가 무릎 통증 환자에게 지시하는 보존 치료는 바로 '체중 감량', 'O자 다리 교정하기', '허벅지 근육 강화'입니다. 무릎 통증의 최대 원인을 제거하는 3대 케어입니다. 먼저 '체중 감량'은 식사량을 80퍼센트로 줄이고, 일

> **발가락 구부리기 등 3대 케어 효과**

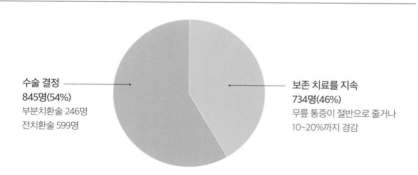

수술 결정
845명(54%)
부분치환술 246명
전치환술 599명

보존 치료를 지속
734명(46%)
무릎 통증이 절반으로 줄거나
10~20%까지 경감

수술이 필요한 무릎 통증 환자 1579명이 3대 케어를 3개월간 실시하며 무릎 상태를 조사했다. 그 결과, 734명의 환자가 수술을 하지 않아도 될 정도로 통증이 감소했다.

※ 출처: 다쓰미 이치로 치료 실적

주일에 한 번 '물만 먹는 금식(물이나 차 이외에는 먹지 않는 날 만들기)'을 하라고 권유합니다. 걸을 때는 체중의 5배, 계단을 내려갈 때는 8배의 부담이 무릎 관절에 가해집니다. 일주일에 한 번 금식하여 표준 체중이 된 후 통증이 사라져 예전에 하던 운동을 다시 시작한 환자들이 많습니다.

이어서 'O자 다리 교정하기'는 '새끼발가락 들고 걷기'로 가능합니다. 뒤꿈치부터 착지하며, 새끼발가락을 들고 엄지발가락에 체중을 실어 걷는 방법입니다. 무릎 안쪽으로 중심을 이동시켜 무릎 관절에 변형을 촉진하는 O자 다리를 자연스럽게 교정합니다.

그리고 '허벅지 근육 강화'는 '발가락 3초 구부리기' 체조로 강화할 수 있습니다. '발가락 3초 구부리기'를 하면 무릎을 지탱하는 허벅지 앞 넙다리네갈래근이 강화됩니다. 넙다리네갈래근은 무릎의 든든한 버팀목으로 체중이 무릎에 실렸을 때 무릎이 좌우로 흔들리는 것을 막아줍니다. 넙다리네갈래근을 단련해 근육이 강화되면 무릎 통증이 대폭 개선됩니다.

3대 케어를 실행한 환자는 통증이 10~20퍼센트 가까이 개선되었습니다. 그뿐 아니라 다른 병원에서 수술을 추천받았던 환자 절반이 저희 병원에 와서는 수술을 받지 않아도 될 만큼 통증이 개선되었습니다.

발가락 3초 구부리기

1세트 → 1분 동안 ❶~❹ 좌우 10회씩   목표 → 하루에 3세트

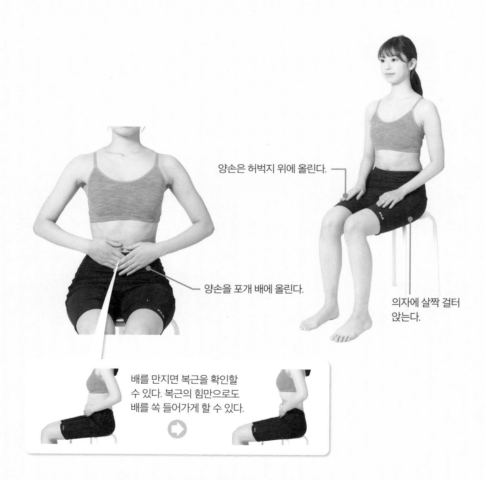

양손은 허벅지 위에 올린다.

양손을 포개 배에 올린다.

의자에 살짝 걸터
앉는다.

배를 만지면 복근을 확인할
수 있다. 복근의 힘만으로도
배를 쏙 들어가게 할 수 있다.

❶ 의자에 살짝 걸터앉아, 양손은 허벅지 위에 올려둔다. 척추는 최대한 곧게 편다.

❷ 양손을 배에 올린 후 호흡을 끊지 않고 복근의 힘만으로 배를 집어넣는다.

> **체조 효과** 무릎을 지탱하는 허벅지의 든든한 버팀목인 '넙다리네갈래근'을 쉽게 강화할 수 있다. **"**

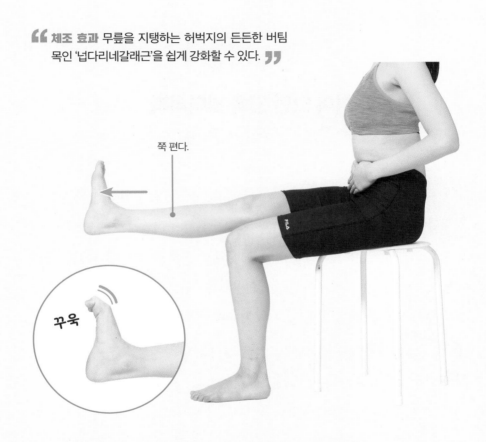

쭉 편다.

꾸욱

❸ 오른쪽 다리를 바닥과 수평이 되도록 올려서 쭉 편다. 이때 뒤꿈치는 발바닥 방향으로 밀어내듯 힘을 주며 종아리 근육까지 확실하게 편다.

❹ 발가락을 꾸욱 구부리고 3초간 버틴다. 다리를 내리고 동시에 배(복근)에 힘을 빼고 ❶로 돌아간다. 반대쪽 발도 똑같이 실시한다.

휘어 있던 왼쪽 넙다리뼈,
'발가락 3초 구부리기'로 일자가 되다

기후현에 사는 고지마 히사오 씨(78세, 가명)는 60대부터 왼쪽 무릎에 통증을 느꼈고, 70대에 들어서면서 증상이 악화되고 통증이 더욱 심해졌습니다. 처음에는 집 근처 병원에서 진통제와 붙이는 약을 처방받고 히알루론산 관절 주사 치료를 받았지만, 좀처럼 증상이 호전되지 않았습니다. 담당 의사가 수술을 제안했을 때 고지마 씨는 병원을 옮겨야겠다고 결심하고 저희 병원을 찾아왔습니다.

　고지마 씨의 엑스레이 사진을 확인해보니 왼쪽 무릎 안쪽 연골이 닳아 손실되어 있었고, 왼쪽 넙다리뼈가 크게 휘어 있었습니다. 젊은 시절 오토바이 사고로 넙다리뼈가 골절된 적이 있던 고지마 씨는 당시에 충분한 치료를 하지 못했고, 넙다리뼈가 휜 채로 생활을 했습니다.

　저는 무릎 통증을 호소하는 환자에게 보존 치료(체중 감량, O자 다리 교정하기,

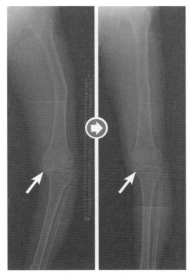

초진 때와 치료 후의 고지마 씨 왼쪽 다리 엑스레이 사진. **넙다리뼈가 똑바로 교정되었고**, 관절 내부에도 틈이 생긴 것을 알 수 있다(하얀색 화살표 부분).

허벅지 근육 강화)를 시행하지만 고지마 씨의 상태는 3대 케어를 실시해도 효과가 없을 것이라 판단했습니다. 또한 인공 관절 치환술을 하기도 어려웠습니다. 그래서 저는 우선 휜 넙다리뼈를 교정하는 치료(교정골 연장법)를 시행하고 보존 치료를 하기로 했습니다.

치료는 성공적으로 이루어졌고 3개월 후 넙다리뼈가 똑바로 펴졌습니다. 허벅지 근육을 강화하는 발가락 구부리기 훈련을 중심으로 3대 케어를 꾸준히 하도록 지도했죠. 그로부터 3개월 후 고지마 씨의 왼쪽 무릎 통증이 완벽하게 사라졌습니다. 무릎 연골이 대부분 마모되어 있었기 때문에 더욱 놀라운 결과였습니다.

넙다리뼈가 곧게 펴지면서 넙다리네갈래근이 붙었고, 왼쪽 무릎 관절 안쪽에 틈이 생겨 넙다리뼈와 정강뼈가 부딪히지 않게 된 것도 톡톡한 역할을 했습니다. 현재 고지마 씨는 잔걸음으로 걸을 수 있으며 취미였던 등산까지 즐길 수 있을 정도로 회복했습니다.

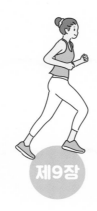

제9장

O자 다리를 교정하는
'새끼발가락 들고 걷기'

● 다쓰미 이치로 ●

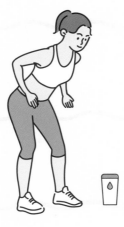

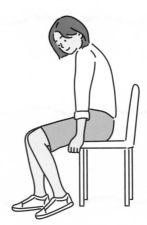

O자 다리가 무릎 통증을
더 심하게 만든다

대다수의 무릎 통증 환자는 양쪽 무릎 사이가 벌어져 바깥쪽으로 휜 'O자 다리'입니다. 실제로 저를 찾아오는 환자의 약 90퍼센트가 O자 다리입니다. O자 다리가 되면 무릎 관절 안쪽에 강한 부담이 가해져 해당 부분의 연골이 마모됩니다. 그 결과 넙다리뼈와 정강이뼈가 직접 부딪혀 심각한 통증이 생깁니다.

O자 다리로 걸으면 체중이 실릴 때마다 무릎을 바깥쪽으로 벌리는 힘이 더해져 새끼발가락 쪽에 체중을 싣고 걷게 됩니다. 무릎에 부담이 가는 걸음걸이는 퇴행성 무릎 관절염을 초래하는 주요 원인입니다. 바른 걸음걸이는 무릎 통증의 증상을 완화하는 중요한 치료법입니다.

O자 다리가 되는 사람들이 걷는 방법에는 공통점이 있습니다. 앞으로 기우뚱하게 머리를 어깨보다 앞으로 내밀고, 발가락 끝부터 착지하며 체

중을 새끼발가락에 싣는 버릇이죠. 저는 이런 걸음걸이를 '닭처럼 걷기'라고 부릅니다.

닭처럼 걷는 사람은 상반신이 앞으로 기우뚱하게 나와 있고 허리는 구부정하며, 앞으로 나와 있어야 할 골반이 뒤로 빠져 있습니다. 뒤틀린 신체 균형을 지탱하기 위해 무의식중에 무릎이 바깥으로 벌어지면서 O자 다리가 더욱 악화됩니다.

O자 다리는 걸을 때 체중을 싣는 방법만 고쳐도 교정이 가능합니다. 이 방법으로 걸으면 무릎이 바깥으로 벌어지지 않아 자연스럽게 O자 다리가 교정됩니다. 제가 환자의 무릎을 엑스레이로 검사할 때는 반드시 '스트레

> **무릎 통증을 초래하는 O자 다리·X자 다리**

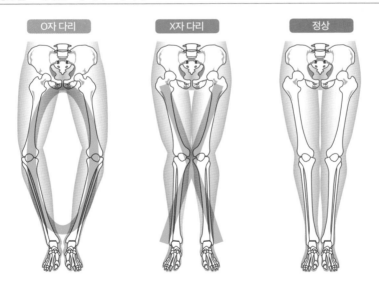

O자 다리　　　　X자 다리　　　　정상

스 촬영(힘을 가해 무릎의 뒤틀림을 얼마만큼 원래대로 되돌릴 수 있는지 확인하는 검사법)'을 시행합니다.

O자 다리인 사람에게 스트레스 촬영을 시행하면 무릎 안쪽 측부인대가 딱딱하게 굳어 있지 않는 한, 대부분 정상 각도가 될 때까지 무릎 안쪽에 틈이 생깁니다. 이는 O자 다리가 교정될 가능성이 있다는 증거입니다.

이때 저는 스트레스 촬영과 함께 무릎의 각도를 정상으로 되돌리는 O자 다리 교정법 '새끼발가락 들고 걷기'를 무릎 통증을 호소하는 환자에게 알려줍니다. '새끼발가락 들고 걷기'는 뒤꿈치부터 착지하며 체중을 앞으로 이동시킬 때 새끼발가락을 들고, 발바닥 안쪽(엄지발가락 중족골)에 체중을 싣고 걷는 방법입니다.

턱을 당기고 머리가 항상 몸의 한가운데에 오도록 의식하면서 배가 나오지 않게 복근을 조이고 허리를 펴고 걷습니다. 또한 허벅지 안쪽 근육을 쥐어짜듯이 힘을 줍니다. 처음에는 어렵게 느껴질 수 있지만, 연습을 하다 보면 익숙해집니다. '새끼발가락 들고 걷기'를 습관으로 만들면 무릎이 바깥쪽으로 벌어지지 않아 무릎 관절 안쪽의 관절 연골이 마모되는 것을 방지할 수 있습

▶ O자 다리를 악화시키는 닭처럼 걷기란?

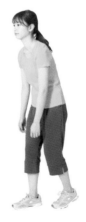

걸을 때 머리를 어깨보다 앞으로 내밀고, 발가락 끝부터 착지하며 체중을 새끼발가락에 싣고 걷는 방식이다. 지금 당장 '새끼발가락 들고 걷기'로 고쳐보자.

니다. 그 결과 통증이 완화됩니다.

이 걷기법을 지속하면 O자 다리가 교정되어 쭉 뻗은 일자 다리로 바뀝니다. O자 다리로 무릎 통증이 있는 사람은 하루 1분씩만 실시해도 좋으니 조금씩 올바른 걷기 자세를 몸에 익히길 바랍니다.

O자 다리와 반대로 다리가 안쪽으로 굽어 양쪽 무릎이 부딪치는 상태를 'X자 다리'라고 합니다. X자 다리인 사람은 무릎 관절 연골의 바깥쪽이 서로 스치면서 마모됩니다. X자 다리인 사람은 걸을 때 새끼발가락을 들고 걷는 O자 다리와 반대로 발바닥 엄지발가락 쪽을 들고 새끼발가락에 체중을 실으며 걸으면 통증이 완화되고 다리가 교정됩니다.

O자 다리 교정 체조
새끼발가락 들고 걷기
1세트 → 1분 동안 진행

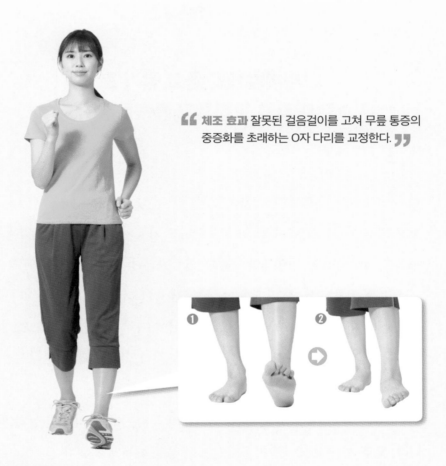

> **체조 효과** 잘못된 걸음걸이를 고쳐 무릎 통증의 중증화를 초래하는 O자 다리를 교정한다. "

❶ 뒤꿈치부터 착지한다.

❷ 체중을 앞으로 옮기는 동시에 새끼발가락 쪽을 들고, 발바닥 안쪽(엄지발가락 중족골) 에 체중을 싣는다. X자 다리라면 엄지발가락을 들고, 새끼발가락에 체중을 싣는다.

'새끼발가락 들고 걷기'로
O자 다리를 교정하고 통증을 없애다

————————•————————

니시가와 에이코 씨(당시 83세, 가명)는 60대부터 양쪽 무릎의 만성적인 통증으로 고생을 많이 했습니다. 평소에 다니던 정형외과에서 붙이는 약과 진통제를 처방받고 동시에 재활 운동도 시행했습니다.

하지만 70대에 들어서면서 왼쪽 무릎 통증이 더욱 악화되었습니다. 그때부터 양쪽 무릎에 보호대를 차고 지팡이에 의지해 걸었습니다. 80대에 접어들자 의사는 수술을 권유했으나 수술을 하고 싶지 않았던 니시가와 씨는 저희 병원을 찾아오게 되었습니다.

처음 진찰했을 때 니시가와 씨의 허벅지 근력은 매우 약해진 상태였습니다. 오랜 시간 보호대를 착용했던 것과 통증 때문에 최대한 걷지 않으며 생활했던 것이 원인이었습니다. 게다가 니기사와 씨는 신장 148센티미터에 체중 72킬로그램으로 비만이었고, 양쪽 다리는 전형적인 O자 다리였습

니다. 무릎 통증을 유발하는 원인을
전부 갖고 있었던 셈이죠.

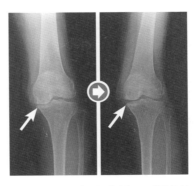

초진 때와 보존 치료를 시작하고 6개월 후의 니시가와 씨 왼쪽 다리 엑스레이 사진. 관절 안쪽에 틈이 생긴 것을 알 수 있다(하얀색 화살표 부분).

니시가와 씨에게는 기존의 치료와 함께 3개월간 집에서 보존 치료를 하도록 지도했습니다. 보존 치료는 3대 케어인 '체중 감량', 'O자 다리 교정하기', '허벅지 근육 강화'입니다. 식사량을 줄이고 '발가락 구부리기'로 넙다리네갈래근을 단련하며, '새끼발가락 들고 걷기'로 O자 다리를 교정하는 과정이었습니다.

3개월 후 니시가와 씨는 체중을 2킬로그램 가까이 감량했고 통증도 조금 가라앉았습니다. 개선의 조짐이 나타났기에 3개월 더 3대 케어를 하도록 했습니다. 그 결과 니시가와 씨는 18킬로그램 감량에 성공했고 비만에서 완전히 탈출했습니다. 허벅지에 근육이 붙었고 체형도 좋아졌습니다. 바르게 걷는 자세에 익숙해지자 O자 다리가 개선되면서 쭉 뻗은 일자 다리로 바뀌었습니다.

통증이 가라앉으면서 수술을 하지 않게 된 니시가와 씨는 현재 지팡이를 사용하면 30분 정도 걸을 수 있습니다. 이따금 무릎에 통증이 나타나긴 하지만 진통제를 먹어야 할 정도의 극심한 통증은 아닙니다.

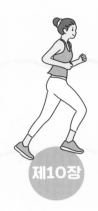

제10장

무릎 통증을 없애는
최신 치료법

● 와타나베 아쓰야 ●

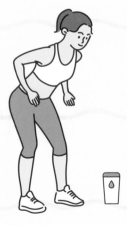

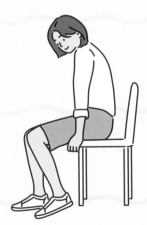

관절염 치료에 사용하는
약물의 효능과 사용법

퇴행성 무릎 관절염의 약물 치료에는 다양한 약이 처방됩니다. 약은 크게 '내복약(먹는 약)', '붙이는 약', '바르는 약', '좌약' 네 가지 종류로 나뉩니다. 보통 내복약은 일정량을 복용하고, 바르는 약이나 붙이는 약은 통증이 만성화된 경우에 장기간 사용하며, 좌약은 통증을 견디기 어려울 때 긴급용으로 사용합니다.

① 내복약

내복약으로 가장 많이 처방되는 진통제는 비스테로이드성 항염증제와 아세트아미노펜입니다. 비스테로이드성 항염증제는 록소닌, 인프리, 인도메타신, 볼타렌 등의 제품명으로 알려져 있습니다. 체내의 염증을 가라앉히는 약으로 주로 관절 안쪽이 아플 때 효과가 뛰어납니다. 단, 부작용으로 위장 장애가 일어날 수 있으며 위통이나 구토, 그리고 경우에 따라 위궤양 증상이 생길 수 있습니다. 그래서 대부분 위염 진통제를 함께 처방합니다.

비스테로이드성 항염증제는 장기간 복용하면 신장 기능 저하, 간 기능 저하, 조혈 기능 저하 등의 심각한 부작용을 초래할 가능성이 있으므로 장기간 연속으로 복용하는 것은 바람직하지 않습니다.

통증이 비교적 가벼운 경우 해열 진통제인 '아세트아미노펜'을 처방하기도 합니다. 염증을 억제하는 작용은 없지만 위에 부담이 적어 경증인 사람에게 적합합니다. 무릎 통증 중에는 신경 장애가 관여해 찌릿찌릿하거나 욱신욱신하게 아픈 '신경장애성 통증'이 나타나기도 합니다. 그럴 때는 프레가발린(제품명은 리리카), 미로가발린베실산염(제품명은 탈리제정) 등의 신경장애성 통증 치료제를 처방합니다.

일반 진통제를 복용해도 효과가 나타나지 않을 경우 아편 유사 진통제를 사용하기도 합니다(트라마돌, 제품명은 트라몰, 울트라셋). 흔히 말하는 마약성 진통제로 효력이 뛰어나지만, 부작용 발생 빈도가 높으며 변비나 구토 등의 이상 증상이 나타나기도 합니다. 또한 통증을 감지하는 뇌 기능을 조절하는 진통 보조제(둘록세틴, 제품명은 심발타)나 중추신경을 움직여 뻣뻣해진 근육을 완화하는 근이완제를 처방하기도 합니다.

② 붙이는 약, 바르는 약

외용약에는 비스테로이드성 항염증제 성분이 함유되어 있어 환부에 붙이거나 바르면 경피 흡수(피부에서 흡수하는 것)되어 염증이 가라앉는 효과를 기대할 수 있습니다. 내복약의 부작용인 위장 장애나 내장 질환을 걱정하지 않아도 되고 장기간 사용도 가능합니다. 하지만 가려움, 피부병, 알레르기 반응이 일어나는 경우가 있으므로 피부가 예민한 사람은 주의해야 합니다.

③ 주사

진통제나 붙이는 약을 사용해도 통증에 차도가 없을 때는 무릎 관절에 히알루론산 관절 주사를 놓기도 합니다. 히알루론산은 글리코스아미노글리칸(뮤코다당)이라는 고분자 성분으로 무릎의 움직임을 부드럽게 해주고 쿠션 역할을 담당하는 데 큰 도움이 됩니다. 퇴행성 무릎 관절염은 관절액 안에 히알루론산 양이 부족하거나 탄성과 점성이 저하되어 있어 부족한 히알루론산을 주사기로 직접 관절 내에 주입합니다.

　무릎 관절에 히알루론산을 주입하면 통증이 가라앉을 뿐 아니라 무릎의 움직임이 부드러워지고, 관절 연골에 영양을 공급하는 효과를 기대할 수 있습니다.

> 퇴행성 무릎 관절염 환자에게 주로 처방하는 내복약

목적	분류	일반명	제품명	효과
진통제	비스테로이드성 항염증제	록소프로펜	록소닌	약물 치료에서 가장 많이 처방되는 진통제. 효과가 뛰어나지만 위통, 구토, 위궤양과 같은 위장 장애, 신장·간기능 장애 등의 부작용이 나타날 가능성이 있다.
		디클로페낙나트륨	볼타렌	
		세레콕시브	세레콕스	
		에토돌락	오스테라하이펜	
	아세트아미노펜	아세트아미노펜	카로날	위에 부담이 적다. 미국과 유럽에서는 가장 선호하는 처방약이다.
	신경 장애성 통증치료제	프레가발린	리리카	무릎 통증의 원인으로 신경장애가 의심될 때 처방한다.
		미로가발린베실산염	탈리제정	
	아편 유사 진통제	트라마돌	트라몰 울트라셋	뇌 내의 통증과 관련된 수용체를 자극해 뇌의 통증신호가 전달되지 않게 하는 기능이 있다. 또한 통증을 억제하는 신경 전달물질의 움직임을 활성화시킨다.
진통보조제		둘록세틴	심발타	우울증 약으로 유명하지만 2016년부터 '만성요통에 따른 통증' 약으로 보험 적용이 가능해졌다. 무릎 통증이 장기화될 때 처방하기도 한다.
근이완제		티자니딘	텔네린	경직된 근육을 풀어주는 목적으로 사용한다. 퇴행성 무릎 관절염에서도 무릎 주변 근육이 굳었을 때 처방한다.
		클로르페네신카르바메이트	릴렉시아정	
		에페리손	미오날	

교정 깔창과 보호대 등 장비를 활용한
'장비 치료'

퇴행성 무릎 관절염 치료법 중 하나로 '장비 치료'가 있습니다. 장비 치료는 장비를 사용해 무릎 관절에 가해지는 부담을 줄이고, 관절을 안정시켜 통증을 완화합니다.

장비 치료는 관절의 변형을 직접적으로 치료하는 효과는 없지만, 일상 생활에서 무릎 관절에 가해지는 부담을 줄이는 데 큰 도움이 됩니다. 장비 치료를 원하는 사람은 의사와 상담을 통해 자신의 관절 상태에 맞는 장비를 추천받기 바랍니다. 퇴행성 무릎 관절염의 치료에 사용하는 장비는 다음과 같습니다.

① 보호대

보호대는 무릎 관절뿐만 아니라 팔꿈치, 손목, 발목 등 다양한 관절염 개선에 도움이 됩니다. 무릎 통증을 호소하는 환자들은 보호대를 많이 사용합니다. 보호대를 착용하는 목적은 환부를 따뜻하게 하기 위함입니다. 무릎을 따뜻하게 하면 환부 세포의 신진대사가 촉진되어 염증이 가라앉는 효과를 기대할 수 있고 무릎을 보호한다는 안정감도 얻을 수 있습니다. 다양한 타입의 보호대가 판매되고 있습니다. 얇고 신축성과 보온성이 높은 의료용 보호대를 추천합니다.

② 교정 깔창(교정 인솔)

O자 다리나 X자 다리의 퇴행성 무릎 관절염 초기에는 신발이나 양말 안에 넣을 수 있는 교정 깔창을 활용하면 통증을 완화하고 다리를 교정하는 데 도움이 됩니다.

교정 깔창은 물리적으로 변형된 무릎 관절의 각도를 일정 부분 보정하는 치료법입니다. O자 다리인 사람은 교정 깔창을 사용해 다리 바깥쪽을 높이고 안쪽을 낮게 합니다. 그렇게 하면 무릎 안쪽으로 치우치던 부담이 줄면서 통증이 완화됩니다. 교정 깔창은 신발 안에 넣는 안창형과 발바닥에 직접 부착하는 실내용이 있습니다. 초기나 중기 환자에게는 효과가 있지만 변형이 진행된 말기 환자는 개선 효과를 기대하기 어렵습니다.

③ 교정기

무릎에 착용하는 보조 도구입니다. O자 다리, 이른바 안짱다리가 된 양쪽 다리를 교정해 무릎 관절로 무게가 쏠리는 것을 방지하는 효과가 있습니다. 단, 무릎 주변이 교정기에 부딪혀 통증이 생기는 경우가 있고, 기대했던 만큼의 효과를 얻지 못해 사용을 포기하는 환자도 있습니다.

체력 부담은 적지만 효과는 일시적인
'내시경 수술'

———•———

내시경 수술은 허리뼈를 마취한 후 무릎뼈 주변에 1센티미터 정도의 작은 절개구 2~3곳을 만들어 카메라가 달린 관절경(내시경)을 삽입해, 염증의 원인이 되는 마모된 연골이나 파열된 반달 연골, 염증을 일으키는 윤활막 등을 제거하여 무릎 통증을 개선하는 수술법입니다.

윤활막의 염증이 심해 물이 차기 쉬운 사람, 반달 연골 손상이나 관절 내 유리체(관절 속에 뼈나 연골 조각이 보이는 질병)를 앓는 사람 등 무릎 통증의 원인이 확실한 사람에게 특히 효과적인 수술입니다.

내시경 수술은 의사가 관절경 카메라에 찍힌 영상을 모니터로 관찰해가며 다른 구멍으로 수술 기구를 삽입해 진행합니다. 수술 기구를 조작해 관절 연골이나 반달 연골이 변성한 부분을 절제합니다. 반달 연골이 파열된 경우에는 절제하지 않고 봉합하기도 합니다.

내시경 수술의 가장 큰 장점은 절제 부위가 작아 체력 부담이 적은 것입니다. 수술 시간은 한 시간 전후로 짧고 수술 당일과 다음날 오전까지만 안정을 취하면 바로 걸을 수 있습니다. 입원 기간이 하루 정도로 짧고, 대부분 2~3일이면 일상생활로 돌아갈 수 있습니다. 그리고 수술 후 2~3개월이면 무릎의 위화감이 거의 사라지고, 6개월 이상 통증이 없는 상태가 지속되면 이후에도 통증이 없는 기간이 길어질 수 있습니다.

내시경 수술은 당뇨병과 심장병 등 기저질환 때문에 체력적으로 부담이 큰 수술을 실시할 수 없는 환자도 받을 수 있습니다. 단, 내시경 수술은 무릎의 관절 연골을 재생하는 것은 아닙니다. 어디까지나 통증을 가볍게 하고 퇴행성 무릎 관절염 진행을 늦추는 목적으로 실시합니다. 그런 의미에서 효과는 일시적이라고 할 수 있습니다.

▶ 무릎 내시경 수술이란?

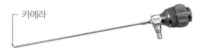
카메라

무릎 주변에 1센티미터 정도의 절개구 2~3곳을 만들어 카메라가 달린 관절경(위의 사진)을 삽입해 염증의 원인이 되는 마모된 연골이나 파열된 반달연골. 염증을 일으키는 윤활막 등을 제거해 무릎 통증을 개선하는 수술법.

변형된 무릎 관절을 인공 관절로 대체하는 '인공 관절 치환술'

퇴행성 무릎 관절염이 진행되고 극심한 통증 때문에 보행이 어려운 경우 인공 관절 치환술을 검토합니다. 이 수술은 무릎 통증 치료의 마지막 수단입니다. 변형된 무릎 관절뼈를 인공 관절로 대체하는 수술로 무릎 관절의 일부를 교체하는 '부분 치환술'과 관절의 접합부 전체를 교체하는 '전치환술'로 나뉩니다.

인공 관절의 소재는 세라믹, 코발트 크롬 합금, 티타늄 합금 등이 있습니다. 관절 연골과 반달 연골, 무릎뼈에 해당하는 부분에는 초고분자 폴리메틸렌을 사용합니다. 인공 관절 치환술을 받으면 통증은 대부분 사라지고, 가동 범위가 넓어져 무릎을 부드럽게 움직일 수 있습니다. O자 다리나 X자 다리인 사람은 다리가 쭉 펴지고, 걸을 때 무릎이 흔들리는 사람은 흔들림이 해소되어 안정적으로 걸을 수 있습니다.

인공 관절은 소재와 구조의 연구 및 개발이 계속 진행되면서 관절의 움직임도 크게 발전했지만, 여전히 무릎을 꿇거나 격렬한 운동은 할 수 없습니다. 그러나 전혀 걸을 수 없던 상태와 비교하면 일상생활에서의 움직임이 극적으로 좋아집니다.

인공 관절 치환술에 사용하는 인공 관절의 수명은 20~25년 정도이며, 60세 미만은 수술을 고려하지 않습니다. 하지만 최근 기술이 발달하고 임플란트의 사용 수명이 길어지면서 60세 미만도 이 수술을 받는 경우가 있습니다.

> **인공 관절 치환술**

인공 무릎 관절(임플란트)

모든 인공 관절 치환술에 사용하는 인공 관절. 체중을 확실히 지지하는 부분에만 사용한다. 묵직한 느낌이 있지만 몸속에 들어가면 위화감을 느낄 수 없다.

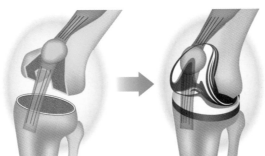

❶ 뼈의 손상면을 제거　　　❷ 뼈를 대신해 인공 관절을 고정

자연 치유력을 이용해 회복을 이끄는 '재생 의료'

재생 의료란 인간의 세포가 가진 '자연 치유력'을 이용해 회복을 이끄는 치료법입니다. 정형외과 분야에서는 뼈·연골·반달 연골 관련 재생 의료가 일부 대학병원 및 의료기관에서 실시되고 있습니다. 퇴행성 무릎 관절염은 중증화되면 수술 이외의 별다른 치료법이 없기 때문에 수술 적응 사례에서 조직 회복력을 가진 재생 의료의 치료 효과를 기대하고 있습니다.

현재 가장 많이 시행되고 있는 재생 의료는 'PRP 치료(자가 혈소판 풍부 혈장 치료술)'입니다. 혈소판이란 혈액에 들어 있는 세포로 혈액을 굳게 하는 역할 외에 조직의 회복을 촉진하는 성장 인자를 만듭니다. PRP 치료는 환자 자신의 혈액에서 혈소판이 많이 들어 있는 혈소판 혈장인 PRP를 추출해, 환부에 주입합니다. 그러면 해당 부분의 조직이 회복을 촉진합니다.

PRP는 자신의 혈액에서 추출하기 때문에 약물 치료와 같은 부작용이 없다는 장점이 있습니다. 하지만 관절 연골이나 반달 연골을 만들지 못하기 때문에 연골이 완전히 마모된 중증의 무릎 통증 환자에게는 효과가 떨어집니다. 관절 염증을 억제해 통증을 완화하고, 연골과 뼈의 변형 진행을 방지하는 목적으로 PRP 치료를 시행합니다.

PRP를 사용한 재생 의료에는 차세대 PRP 치료라 불리는 'APS 치료(자가 단백질 용액 주입 치료)'도 있습니다. 이 치료는 PRP를 탈수 처치한 후, 특수 가공해 염증을 억제하는 단백질과 연골을 보호하는 성장 인자를 고농도로

> **무릎의 재생 의료**

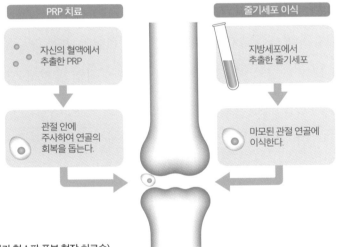

PRP 치료(자가 혈소판 풍부 혈장 치료술)
자신의 혈액에서 원심분리기로 추출한 PRP를 환부에 주입 후 혈소판에 포함된 성장 인자를 이용해 연골 조직의 회복을 돕는 치료법.

줄기세포 이식
지방 유래 줄기세포를 무릎 관절에 이식해 마모된 연골 조직을 재생하는 치료법. 본인의 지방세포를 사용하기 때문에 안전하다.

추출한 자가 단백질 용액인 APS를 환부에 주사합니다.

그 외의 재생 의료로는 '줄기세포 이식'이 있습니다. 약해진 무릎 관절 연골을 재생시켜 통증을 억제하는 재생 의료입니다. 줄기세포란 피부나 혈액 등 끊임없이 세포가 교체되는 조직을 유지하기 위해 새로운 세포를 생산하여 보충하는 능력을 가진 세포를 말합니다. 줄기세포에는 분화 능력(피부, 혈액, 신경, 혈관, 뼈, 근육 등 세포를 만드는 능력)과 자가 복제 능력(스스로 동일한 능력을 가진 세포에 분열하는 능력)이 있습니다.

줄기세포를 사용한 재생 의료는 ES세포와 iPS세포 등의 다능성 줄기세포(신체 어느 부위의 세포든 만들어 내는 세포)를 사용한 치료 연구가 진행되고 있습니다. 하지만 윤리 문제나 거부 반응, 세포의 암화 위험성 등의 과제가 쌓여 있어 실용화에 다다르지 못하고 있는 것이 현실입니다.

퇴행성 무릎 관절염 치료로 실용화된 것은 '중간엽 줄기세포'를 이용한 연골 재생 의료입니다. 중간엽 줄기세포는 골수에서 유래한 비조혈계 세포이지만 골수뿐만 아니라 지방이나 골막 등에서 비교적 쉽게 추출할 수 있습니다. 또한 골아세포나 지방세포뿐만 아니라 연골세포나 근세포, 신경세포도 분화능력을 갖고 있습니다. 환자 본인의 세포를 사용하기 때문에 거부 반응이나 부작용이 없고, 증식에 따른 노화의 영향이나 분화능의 저하가 낮은 것도 큰 특징입니다.

배양 줄기세포 치료에서는 복부 지방에서 채집한 중간엽 줄기세포를 배양해 무릎 관절에 주입하는 치료나 무릎 윤활막에서 채집한 중간엽 줄기세포를 관절에 정기적으로 주입하거나 반달 연골 손상으로 내시경수술을 할 때 줄기세포를 이식하는 치료를 실시하고 있습니다.

더욱이 연골세포를 추출해 배양한 후 부족한 연골의 재생을 촉진하는 '자가 연골 배양 이식' 연구도 진행되어 실용화된 상태입니다. 환자 본인의 연골에서 추출한 세포를 배양해 무릎 연골이 부족한 부분에 이식하여 통증을 완화합니다.

저자 소개

준텐도대학 의학부 정형외과학 특임교수
사회의료법인사단 준고카이 고토병원 이사장
● 구로사와 히사시

도쿄대학 의학부 졸업 후, 도쿄대학 정형외과 조수, 도립다이토병원 정형외과 원장을 역임했고, 미국 하버드대학 브링엄 여성병원에서 유학했다. 도쿄대학 의학부 정형외과 교수, 도쿄테이신병원 정형외과 부장, 준텐도대학 정형외과 주임교수, 준텐도 도쿄 고토 고령자 의료센터 부원장, 준텐도대학 의학부 정형외과 특임교수를 거쳐 현재는 사회의료법인사단 준고카이 고토병원 이사장을 맡고 있다. 일본정형외과학회 정형외과 전문의·평의원, 일본정형외과학회 스포츠 인정의, 일본체육협회 인정 스포츠의, 일본 관절경·무릎·스포츠 정형외과학회 명예회원이다. 전문분야는 허리·무릎 등 관절염, 스포츠 외상, 관절경 수술, 운동 치료다. 1980년대 초 세계 최초로 내시경 무릎 앞십자인대손상 재건술을 실시했다. 1980년대 후반부터 '구로사와식 무릎 체조'를 만들어 환자들에게 권유하고 있다. 집에서 할 수 있는 운동 치료로 무릎 통증을 개선하고, 더 나아가 재발 방지까지 가능하다는 것이 세계적으로 증명되면서 현재 무릎 치료의 기준이 되었다.

고치대학 의학부 정형외과 교수
● 이케우치 마사히코

고치의료대학 의학부 졸업 후, 고치대학 교육연구부 의료학계 준교수를 거쳐 2014년부터 고치대학 의학부 정형외과 교수를 맡고 있다. 일본관절경·무릎·스포츠 정형외과학회이사, 일본관절의학회 이사, 일본운동기관통증학회 이사이다. 전문 분야는 관절 의학, 무릎관절외과, 스포츠 의학이다. 특히 퇴행성 무릎 관절염, 관절 통증에 정통하다.

치바대학 대학원 의학연구원 특임교수
● 와타나베 아쓰야

치바대학 의학부 졸업 후, 동 대학 부속병원 정형외과, 히가시치바 메디컬센터 재활스테이션과 부
장을 거쳐 2016년부터 치바대학 대학원 의학연구원 특임교수로 있다. 일본정형외과학회 전문의, 일
본정형외과학회 스포츠 인정의, 일본정형외과학회 류머티즘관절염학회 임상 인정의이다.

이치노미야니시병원 인공관절센터장
● 다쓰미 이치로

오사카시립대학 졸업 후, 동 대학의학부 정형외과, 오사카부립 신체장애인복지병원, 쇼난가마쿠라
종합병원 인공무릎관절센터장 등을 거쳐 2020년부터 이치노미야니시병원 인공관절센터장을 맡고
있다. 미국 메이요 클리닉, 영국 옥스퍼드대학에서 최첨단 기술을 배웠고, 몸에 부담이 적은 인공 관
절 수술 '부분 치환술' 등 일본에서 손꼽히는 수술 기술을 갖고 있다.

옮긴이 김은혜

평범한 직장생활을 하다 원서를 집요하게 파고드는 일본어 번역의 매력에 빠져 번역 세계에 들어오게 되었다. 글밥 아카데미 수료 후 바른번역 소속 번역가로 활동 중이다. 역서로는 『뱃살이 쏙 빠지는 식사법』, 『만화로 보는 바빌론 부자들의 돈 버는 지혜』, 『곁에 두고 보는 자수 노트』, 『나의 첫 불렛저널』, 『모세혈관, 건강의 핵심 젊음의 비결』, 『로봇 시대에 불시착한 문과형 인간』, 『천연약』 등이 있다.

통증 없는 개운한 아침을 만드는 1분 체조
무릎 좀 펴고 삽시다

초판 1쇄 인쇄 2021년 10월 15일
초판 1쇄 발행 2021년 10월 25일

지은이 구로사와 히사시·이케우치 마사히코·와타나베 아쓰야·다쓰미 이치로
옮긴이 김은혜
펴낸이 김선준

책임편집 이주영
편집1팀장 마수미
디자인 김세민
마케팅 조아란, 신동빈, 이은정, 유채원, 유준상
경영지원 송현주, 권송이

펴낸곳 (주)콘텐츠그룹 포레스트 출판등록 2021년 4월 16일 제2021-000079호
주소 서울시 영등포구 여의대로 108 파크원타워1 28층
전화 02) 332-5855 팩스 070-4170-4865
홈페이지 www.forestbooks.co.kr 이메일 forest@forestbooks.co.kr
종이 (주)월드페이퍼 출력·인쇄·후가공·제본 더블비

ISBN 979-11-91347-50-0 (03510)

(주)콘텐츠그룹 포레스트는 독자 여러분의 책에 관한 아이디어와 원고 투고를 기다리고 있습니다. 책 출간을 원하시는 분은 이메일 writer@forestbooks.co.kr로 간단한 개요와 취지, 연락처 등을 보내주세요. '독자의 꿈이 이뤄지는 숲, 포레스트'에서 작가의 꿈을 이루세요.